首都医科大学附属北京地坛医院

感染性疾病
合并心血管疾病
病例精解

金荣华 ◎ 总主编

吴其明　宋毓青 ◎ 主　编

科学技术文献出版社
SCIENTIFIC AND TECHNICAL DOCUMENTATION PRESS

·北京·

图书在版编目（CIP）数据

首都医科大学附属北京地坛医院感染性疾病合并心血管疾病病例精解 / 吴其明，宋毓青主编. —
北京：科学技术文献出版社，2024.3
ISBN 978-7-5235-1180-0

Ⅰ . ①首… Ⅱ . ①吴… ②宋… Ⅲ . ①心脏血管疾病—感染—病案 Ⅳ . ① R54

中国国家版本馆 CIP 数据核字（2024）第 049582 号

首都医科大学附属北京地坛医院感染性疾病合并心血管疾病病例精解

策划编辑：蔡　霞　　责任编辑：彭　玉　　责任校对：张　微　　责任出版：张志平

出　版　者	科学技术文献出版社
地　　　址	北京市复兴路15号　邮编 100038
编　务　部	（010）58882938，58882087（传真）
发　行　部	（010）58882868，58882870（传真）
邮　购　部	（010）58882873
官　方　网　址	www.stdp.com.cn
发　行　者	科学技术文献出版社发行　全国各地新华书店经销
印　刷　者	北京虎彩文化传播有限公司
版　　　次	2024 年 3 月第 1 版　2024 年 3 月第 1 次印刷
开　　　本	787×1092　1/16
字　　　数	163十
印　　　张	15
书　　　号	ISBN 978-7-5235-1180-0
定　　　价	128.00元

首都医科大学附属北京地坛医院病例精解

编委会

总 主 编 金荣华

副 主 编 陈效友 杨志云 李 鑫 蒲 琳

学术顾问 范小玲 郭利民 李兴旺 刘 庄 孙静媛

王融冰 赵玉千

编 委 （按姓氏笔画排序）

王 宇	王 鹏	王宪波	王彩英	牛少宁
毛菲菲	冯恩山	邢卉春	伦文辉	向 攀
刘庆军	刘景院	关春爽	江宇泳	孙挥宇
纪世琪	李 丽	李 坪	李常青	李新刚
杨学平	吴 焱	吴其明	宋毓青	张 伟
张 瑶	陈志海	陈京龙	周新刚	庞 琳
赵红心	赵昌松	郜桂菊	段雪飞	黄宇明
蒋 力	程 灏	谢 尧	谢 雯	谢汝明

首都医科大学附属北京地坛医院
感染性疾病合并心血管疾病
病例精解

编委会

主　编　吴其明　宋毓青

副主编　董　茜

编　委（按姓氏笔画排序）

王　茜　王　昭　王　楠　卢利红　付　丽

白　璐　苏云娟　李志昭　杨　柳　张素娟

陈永福　陈维君　郑　迪　徐文晶　韩晓涛

魏望江

秘　书　王　昭

主编简介

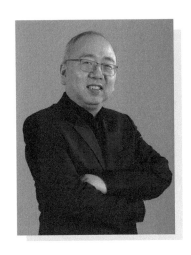

吴其明

　　心内科主任，主任医师。从事心内科临床工作 30 余年，在心血管常见病、危重疑难病症的诊断及鉴别诊断、复杂冠状动脉病变的介入治疗、腔内影像学技术等方面积累了丰富的经验。作为第一作者、通讯作者发表核心期刊收录论文百余篇，SCI 收录论文十余篇。任中华医学会北京心血管病学会委员、北京医师协会介入专科医师分会常务理事、北京心脏学会理事等。

主编简介

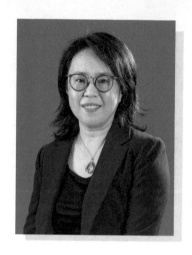

宋毓青

　　心内科副主任，主任医师。1994年开始从事心内科临床工作，熟练掌握冠状动脉介入治疗方法、起搏电生理技术及超声心动图、冠状动脉腔内影像等检查手段，尤其对心内科疑难疾病的诊断与鉴别诊断、急危重症的抢救治疗有丰富的临床经验。作为第一作者、通讯作者发表核心期刊收录论文数十篇，SCI收录论文数篇。

序 言

疾病诊疗过程，如同胚胎发育过程，在临床实践的动态变化中孕育、萌发、生长和长成。这一过程需要逻辑思维和临床推理，充满了趣味和挑战。临床医生必须知道如何依据基础病理生理学知识来优先选择检查项目并评估获得的信息，向患者提供安全、可靠和有效的诊疗。

患者诊疗问题的解决，一方面，离不开医生与患者面对面的沟通交流；另一方面，在以上基础上进行临床推理（涉及可清晰描述的、可识别的和可重复的若干项启发性策略），这一过程包括最初设想的形成、一种或多种假设的产生、问诊策略的进一步扩展或优化，以及适当临床技能的应用，最终找到病症所在。

以案为思，以案促诊。"首都医科大学附属北京地坛医院病例精解"丛书中的每个病例都按照病历摘要、病例分析和病例点评进行编写。读者从中可以了解到在获得病史、体格检查信息后，辅助检查项目和诊断措施在每个病例完整资料库的构建中各自所起的作用和相对的价值。弄清主诉的细节，决定哪些部位和功能需要检查，评估所得到的信息，并决定还需要做些什么。书中也有部分疑难病例给出了大量的病症确诊技术应用实例，而这些技术正是临床医生应该带入临床思维活动中并学会选择的。病例分析和病例点评呈现的是临床医生的逻辑思维与积累的临床经验的融合及应用，也包括新技术的应用和对疾病的新认知，鼓励读者在阅读每个案例后提出自己的逻辑推理，然后与编者的逻辑相比较，以便提升自己的诊疗技能，尽可能避免使用不必要的诊断措施。

"地坛人"与传染病和感染性疾病的斗争历经 76 载风雨，医院由单一的传染病科发展成为集防、治、保、康为一体的大型综合医院，以治疗与感染和传染相关的急、慢性疾病为鲜明特点，在临床诊疗中积累了丰富的病例资源。本丛书各分册编委会结合感染性疾病和本学科疾病谱特点，力争展现在诊疗中如何获得并处理患者信息，正确使用临床诊断技巧，得出合理、可信的诊断结论，制订诊疗计划，关注患者结局，提升患者就医体验和减轻患者疾病负担。以丛书形式出版旨在体现临床学科特点，与广大同人分享宝贵经验，拓展临床思维，提升诊疗水平，惠及更多的患者。

本丛书的编写凝聚了首都医科大学附属北京地坛医院专家们的智慧，得到了密切合作的兄弟医院专家们的大力支持与帮助，在此表示衷心的感谢。由于近年来工程科学与计算和信息科学进一步结合，推动了生命科学和生物技术的发展，新技术、新材料、新方法不断涌现，加之临床思维又是一个不断精进的过程，而我们也受知识所限，书中若有不足之处，诚望同人批评指正。

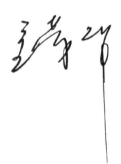

2023 年 12 月于北京

前　言

心血管疾病发病率持续上升，死亡比例居全国总死亡比例的前列，一直是普通大众与临床医生重点关注的疾病之一。传染病是指由病原生物引起的，可在人与人之间、人与动物之间传播的疾病。病原生物包括细菌、病毒、立克次体、衣原体、支原体、朊病毒、真菌以及原虫、蠕虫等寄生虫。已发现多种病原生物如柯萨奇病毒、EB 病毒、肺炎支原体、伯氏疏螺旋体等可累及心肌从而引发心肌炎，化脓性链球菌可引起感染性心内膜炎，布鲁菌可侵犯心血管组织等。近年来，随着艾滋病、病毒性肝炎、梅毒等感染者生存期延长，相关人群心血管疾病的发病率逐渐增加。病毒感染及抗逆转录病毒治疗可以改变心脏电生理特性，导致心律失常和心源性猝死；梅毒螺旋体感染患者可出现瓣膜病变、冠状动脉口狭窄等心血管梅毒表现；丙型肝炎病毒感染可干扰葡萄糖和脂质代谢，导致胰岛素抵抗，同时其引发的慢性炎症、内皮功能障碍以及直接侵犯动脉壁等均与动脉粥样硬化进展相关。临床治疗已随认识的进步而不断更新，多种高效药物不断研发且十分重视药物相互影响，但该领域仍存在诸多尚未明确的问题，亟待进一步的探索与研究。

首都医科大学附属北京地坛医院心内科（以下简称"我科"）建立至今已十二余载，承担了北京东北部地区心血管疾病的诊治及抢救工作，每年收治大量冠心病、高血压、心力衰竭、心律失常、瓣膜性心脏病等疾病的患者。年门诊量近 30 000 人次，年介入手术量 800 余台。急性心肌梗死绿色通道一直是科室重点发展方向，2017 年我院成为北京市第四家通过中国胸痛中心认证单位。根据北京市胸痛中心联

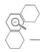
盟提供的数据，2020 年我院急性心肌梗死患者急诊介入治疗门球时间居全市第一位。作为传染病专科医院的心内科，传染病患者的复杂冠状动脉病变的处理、三维射频消融及三腔起搏器、ICD 植入是我科的特色技术。同时我科也是北京市能够为艾滋病、病毒性肝炎、梅毒等传染病患者提供急诊介入治疗及其他心血管手术的特色科室。

在临床工作中我科接触了大量心血管疾病合并传染病的病例，同时也遇到多种临床较为复杂、棘手的难题，我们在摸索中前进，在探索中寻找答案。十二余载的工作使我们积累了大量宝贵的经验，也融入了整个团队的思考与实践。本次借助"首都医科大学附属北京地坛医院病例精解"丛书出版的机会，我科汇编的《首都医科大学附属北京地坛医院感染性疾病合并心血管疾病病例精解》作为分册，将所获经验与心血管、传染病同行分享，希望广大同行能够从中吸取相关经验及教训，同时也希望能够为其日后的临床工作提供参考与借鉴。本书主要包含各类感染性疾病合并心血管疾病的典型病例及疑难 / 重症病例，其中，感染性疾病包括艾滋病、病毒性肝炎、梅毒、布鲁菌病等传染病，也包括细菌、病毒等其他病原体感染疾病，涉及心脏血管、起搏电生理、心脏瓣膜、心肌损害等各个方面，从诊断与鉴别诊断、诊治流程、药物的相互作用、有创检查与治疗等角度对病例进行了详细的介绍分析，同时也有专家对每个病例亮点与不足进行点评。

编著中我们忠实于原始病例，诊疗存在的值得商榷及待讨论之处也已在病例分析及点评中指出，但难免疏漏，望广大同行批评指正、谅解包涵！

目　录

病例 1　初发艾滋病合并急性心肌梗死 ·················· 1

病例 2　青年 HIV 感染合并急性心肌梗死快速 PPCI 治疗 ·················· 10

病例 3　艾滋病合并急性非 ST 段抬高型心肌梗死 ·················· 18

病例 4　HIV 感染合并反复心肌梗死 ·················· 25

病例 5　HIV 感染合并急性心肌梗死并左心室血栓形成 ·················· 35

病例 6　HIV 感染合并室上性心动过速（左侧旁道）的射频消融治疗 ·········· 43

病例 7　艾滋病合并阵发性室上性心动过速射频消融治疗 ·················· 49

病例 8　HIV 感染合并室性期前收缩性心肌病射频消融治疗 ·················· 56

病例 9　HIV 感染合并扩张型心肌病 ·················· 63

病例 10　艾滋病合并扩张型心肌病植入 CRT-D ·················· 71

病例 11　乙肝肝硬化合并不稳定型心绞痛 ·················· 82

病例 12　青年女性乙肝合并左主干分叉病变 ·················· 89

病例 13　慢性乙型病毒性肝炎合并急性心肌梗死 ·················· 95

病例 14　原发性肝癌合并急性广泛前壁心肌梗死 ·················· 103

病例 15　乙肝肝硬化合并急性非 ST 段抬高型心肌梗死 ·················· 110

病例 16　肝脏恶性肿瘤复发的支架内再狭窄 ·················· 118

病例 17　丙型肝炎合并真性冠状动脉瘤的介入治疗 ·················· 126

病例 18　乙肝合并心房扑动的射频消融 ·················· 134

病例 19　乙肝合并急性肺栓塞的溶栓治疗 ·················· 141

病例 20　梅毒合并不稳定型心绞痛 ·················· 149

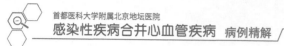

病例 21　梅毒合并急性下壁心肌梗死、消化道出血 …………………… 156

病例 22　梅毒性冠状动脉双开口病变 ……………………………… 163

病例 23　桥血管闭塞的梅毒性冠状动脉双开口狭窄 ……………… 172

病例 24　梅毒合并主动脉瓣关闭不全 ……………………………… 180

病例 25　梅毒合并隐匿性肥厚型梗阻性心肌病 …………………… 186

病例 26　布鲁菌感染性心内膜炎瓣膜置换术后瓣周漏 …………… 194

病例 27　布鲁菌感染性心内膜炎内外科联合治疗 ………………… 200

病例 28　布鲁菌感染合并持续性心房颤动 ………………………… 205

病例 29　肺部感染合并心力衰竭的综合治疗 ……………………… 211

病例 30　暴发性心肌炎合并急性胆囊炎 …………………………… 220

病例 1
初发艾滋病合并急性心肌梗死

病历摘要

【基本信息】

患者男性，64岁，主因"间断胸痛7年，加重4周"入院。

现病史：患者7年前无明显诱因出现胸痛，为心前区闷痛，巴掌大小，伴肩背部放射痛，休息10余分钟后自行缓解，发作频率不详，未系统诊治。4周前无明显诱因静息状态下再发胸痛，程度较前加重，伴肩背部及左下颌疼痛、大汗、恶心呕吐，症状持续30多分钟后自行缓解。就诊于当地医院，心电图（图1-1）提示窦性心动过速，心率115次/分，完全性右束支传导阻滞，左前分支传导阻滞，肌钙蛋白I进行性升高，峰值5.82 ng/mL，CK-MB峰值大于80 ng/mL，BNP 4915 pg/mL；超声心动图提示节段性室壁运动异常，

笔记

EF 53%，诊断为急性心肌梗死，当即给予阿司匹林、氯吡格雷双联抗血小板治疗（dual antiplatelet therapy，DAPT），低分子肝素抗凝，硝酸酯类扩冠，美托洛尔、瑞舒伐他汀口服治疗，患者拒绝介入治疗。实验室检查提示人免疫缺陷病毒（human immunodeficiency virus，HIV）初筛阳性，当地医院建议至专科医院继续诊治。此后患者未再发作胸痛，但夜间间断出现阵发性呼吸困难，坐位 10 分钟可缓解，快步行走略感气短。患者为求进一步诊治就诊于我院，门诊以"冠状动脉粥样硬化性心脏病"收入院。

既往史：高血压病史 10 余年，舒张压最高 130 mmHg，收缩压不详，长期口服硝苯地平缓释片（Ⅱ），未监测血压。2 型糖尿病病史 1 年，未服药及监测血糖。直肠息肉切除史 1 年。HIV 初筛阳性 3 周，未确诊。否认药物过敏史。

个人史：吸烟 30 余年，20 支 / 日；饮酒 30 余年，250 g 白酒 / 日。已戒烟、酒 4 周。有冶游史，具体情况患者拒绝告知。否认家族中存在心血管疾病及传染病病史。

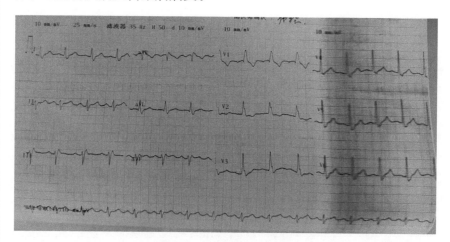

图 1-1　当地医院心电图

【体格检查】

体温36.5℃，脉搏110次/分，呼吸20次/分，血压110/75 mmHg。神志清楚，表情自然，步入病房，双下肺可闻及少许湿啰音，心界不大，心率110次/分，心律齐，未闻及病理性杂音，腹平软，无压痛及反跳痛，肠鸣音正常，双下肢无水肿。

【辅助检查】

全血细胞分析：WBC 4.49×10^9/L，NE% 77.94%，HGB 138 g/L，PLT 183×10^9/L。

电解质、血糖、血脂：K^+ 2.85 mmol/L，Na^+ 144.60 mmol/L，GLU 7.64 mmol/L，TCHO 3.02 mmol/L，TG 1.15 mmol/L，HDL-C 0.69 mmol/L，LDL-C 1.78 mmol/L，HCY 20.77 μmol/L。

糖化血红蛋白：6.5%。

心肌生物标志物：肌红蛋白55.6 ng/mL，肌钙蛋白 I 0.044 ng/mL，CK-MB 1.2 ng/mL，BNP 1371.4 pg/mL。

肝功能、肾功能正常。

辅助性T淋巴细胞亚群：T淋巴细胞297个/μL，$CD4^+$T淋巴细胞76个/μL，$CD4^+$T淋巴细胞/$CD8^+$T淋巴细胞0.36。HIV确证试验阳性，HIV病毒载量201 117个/mL。

入院心电图：窦性心律，完全性右束支传导阻滞，左前分支传导阻滞，$V_1 \sim V_3$导联宽R波前出现Q波，$V_2 \sim V_5$导联ST段呈弓背型，其后T波对称性倒置（与右束支阻滞ST段下斜型下移，T波呈前支缓后支陡的继发性ST-T波改变不同），提示前壁心肌梗死（图1-2）。

笔记

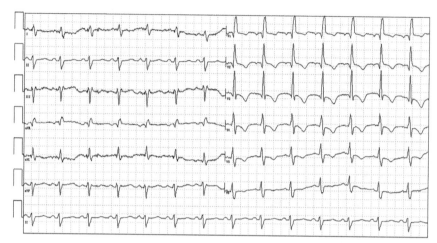

图 1-2　入院心电图

超声心动图：节段性室壁运动异常（前间隔、左室前壁），左室收缩功能减低（EF 36%）。

【诊断】

冠状动脉粥样硬化性心脏病，前壁心肌梗死（亚急性期），心界不大，窦性心律，完全性右束支传导阻滞，左前分支传导阻滞，心功能Ⅲ级（NYHA 分级）；高血压 3 级（很高危）；2 型糖尿病；高脂血症；艾滋病；低钾血症。

【诊疗经过】

患者入院后继续给予阿司匹林、氯吡格雷双联抗血小板，培哚普利、美托洛尔控制血压、降低心肌耗氧、改善心室重构，利尿剂改善心功能不全，瑞舒伐他汀调脂，西格列汀控制血糖等治疗。来诊时患者肌钙蛋白 I 基本正常，无胸痛症状，择期行冠状动脉造影（coronary angiography，CAG）（图 1-3A、图 1-3B）：冠状动脉供血呈右优势型，左主干（left main coronary artery，LM）未见明显狭窄；左前降支（left anterior descending branch，LAD）自近段完全闭塞；左回旋支（left circumflex artery，LCX）近段弥漫狭窄 80%；右冠状动脉（right coronary artery，RCA）近段弥漫狭窄50%。于LAD置入2.5 mm×26.0 mm、3.0 mm×26.0 mm支架各1枚，LCX置入2.5 mm×22.0 mm支架（图1-3C）。术后患者胸闷症状明显改善，胸痛未再发作。

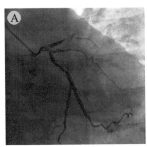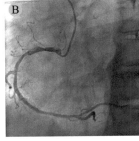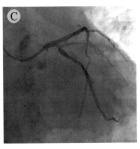

A. 左冠状动脉；B. 右冠状动脉；C. 经皮冠状动脉介入治疗（percutaneous coronary intervention，PCI）术后。

图1-3　冠状动脉造影及PCI

术后血栓弹力图检查示凝血因子活性正常，纤维蛋白原功能正常，血小板功能正常。R值为5.3 min，MA值为63.1 mm。血小板图检测结果显示AA抑制率为92.3%，ADP抑制率为28.5%，ADP的MA值为47.1 mm。根据血栓弹力图结果，考虑氯吡格雷效果不佳，改为替格瑞洛口服联合阿司匹林抗血小板治疗。患者病情稳定，入院第6天顺利出院。因患者为外地患者，建议其到当地疾控中心及专科医院进行艾滋病系统救治。

【随访】

出院后，电话随访2年，患者一般情况好，无胸闷、胸痛不适，日常活动不受限，无双下肢水肿，规律药物治疗1年，替格瑞洛服药1年后停用，随后除坚持服用阿司匹林、瑞舒伐他汀外，其他药物（利尿剂、ACEI类药物、β受体阻滞剂、降糖药物）均自行停用，自诉血压仍偏高，为（140～150）/100 mmHg，降压药自行改

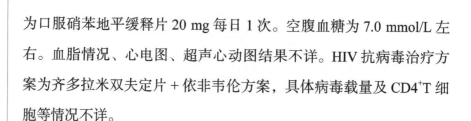
为口服硝苯地平缓释片 20 mg 每日 1 次。空腹血糖为 7.0 mmol/L 左右。血脂情况、心电图、超声心动图结果不详。HIV 抗病毒治疗方案为齐多拉米双夫定片＋依非韦伦方案，具体病毒载量及 CD4$^+$T 细胞等情况不详。

病例分析

患者为 64 岁男性，存在高血压、糖尿病等致动脉粥样硬化的高危因素，入院前 4 周持续性胸痛，外院查肌钙蛋白升高并存在动态改变，来我院时肌钙蛋白基本正常。入院心电图提示右束支传导阻滞，V$_1$～V$_3$ 导联由外院的 RSR′ 型演变为 QR 型，超声心电图提示前间隔及前壁室壁运动异常。直接 PCI 是 ST 段抬高型心肌梗死（ST-segment elevation myocardial infarction，STEMI）患者症状发作后 12 小时内首选的再灌注策略。对于症状发作＞12 小时、缺乏临床和（或）心电图证据表明持续缺血、血流动力学稳定的患者，PCI 是否获益尚无共识，指南建议按照慢性完全闭塞患者进行管理，在闭塞动脉区域出现症状或存活／缺血的客观证据时应考虑血运重建。本例患者在充分药物治疗前提下仍存在心肌缺血及心功能不全表现，选择择期冠状动脉造影证实为前降支闭塞，同时进行了介入干预。

右束支解剖结构细长且为单支供血，极易受损，大多数右束支的血供来自左前降支发出的第一（前）间隔支。当前降支近端（发出第一间隔支之前）闭塞时，才会发生右束支传导阻滞（right bundle-branch block，RBBB），心电图可呈现 RBBB 与 ST 段的轻度抬高，右胸导联呈现类似 qRBBB 形态的异常 Q 波。由于梗死范围较大，常合并左前或左后分支传导阻滞。急性 qRBBB 心肌梗死是一种

笔记

危险的急性冠状动脉综合征，住院死亡率和发病率高，需要早期识别并立即进行再灌注治疗。传统认识上，RBBB 被认为是一种良性心律失常，新的证据及荟萃分析提示，其可能与死亡和心血管疾病风险相关。2017 版欧洲心脏病学会《急性 ST 段抬高型心肌梗死诊断和治疗指南》建议，对于疑似心肌梗死患者，推荐在行紧急血管造影时，左束支阻滞和右束支阻滞应被视为相等。因此在急性胸痛患者合并右束支阻滞时，应给予密切关注。

患者住院期间行血栓弹力图检查，提示存在氯吡格雷抵抗，改为替格瑞洛。目前证据尚不支持常规进行血小板功能和基因分型检测以指导抗血小板策略选择。但是在特定的情况下，如具备高缺血风险因素的患者可以进行血小板功能指导的 DAPT 升阶治疗。本例患者存在糖尿病、多支血管病变、人类免疫缺陷病毒感染，并且置入 3 枚支架、支架总长度大于 60 mm，为血栓高风险人群，结合血栓弹力图提示氯吡格雷抵抗，有升阶抗血小板治疗的指征，所以改用替格瑞洛联合阿司匹林抗血小板治疗是有益的。

吴其明、宋毓青教授病例点评

本例患者为 HIV 合并急性冠状动脉综合征，与一般人群相比，HIV 患者面临心血管不良事件和冠状动脉疾病发生的严重风险。这主要归因于高效抗逆转录病毒治疗（highly active anti-retroviral therapy，HAART）时代 HIV 患者的存活率增加、HAART 诱导的代谢紊乱以及 HIV 本身。HIV 患者的高心血管风险在 HAART 引入之前就已为人所知，其病理生理学包括直接内皮损伤和功能障碍、高凝状态、传统心脏危险因素等多种因素，心血管死亡率和发病率主要与免疫功能障碍和潜在的机会性感染问题有关。患者为 HIV 初筛阳性，入院后 HIV 确证试验阳性，病毒载量高，CD4$^+$T 淋巴细胞总数＜ 200 个 /μL，艾滋病诊断明确。艾滋病为首次确诊，未行抗病毒治疗，心内科的药物选择尚无禁忌，但在后续的 HARRT 治疗中需注意选择与替格瑞洛及他汀无相互作用的药物，以避免发生药物不良反应。

艾滋病的主要传播途径为性接触、血液传播和母婴传播，在这类患者的诊治过程中，医护人员个人防护尤为重要，特别是介入治疗过程更需警惕职业暴露。在有创操作前严格实施手卫生，佩戴双层橡胶手套，戴防护屏、防护眼镜等；操作过程中保证光线充足，并特别注意防止被针头、缝合针、刀片等锐器刺伤或划伤，正确传递锐利器械；操作完成再次严格实施手卫生。合并传染性疾病患者需安排在专用手术间，如条件受限则应安排在当日最后一台。规范处理医疗废物，及时对污染环境进行清洁消毒。

【参考文献】

1. 中华医学会心血管病学分会，中华心血管病杂志编辑委员会 . 急性 ST 段抬高型心肌梗死诊断和治疗指南（2019）. 中华心血管病杂志，2019，47（10）：766-767.

2. PAUL A，BHATIA K S，ALEX A G，et al. Electrocardiographic predictors of mortality in acute anterior wall myocardial infarction with right bundle branch block and right precordial Q-waves（qRBBB）. Can J Cardiol，2020，36（11）：1764-1769.

3. FIGUEROA-TRIANA J F，MORA-PABÓN G，QUITIAN-MORENO J，et al. Acute myocardial infarction with right bundle branch block at presentation：prevalence and mortality. J Electrocardiol，2021，66：38-42.

4. IBANEZ B，JAMES S，AGEWALL S，et al. 2017 ESC Guidelines for the management of acute myocardial infarction in patients presenting with ST-segment

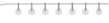

elevation：The Task Force for the management of acute myocardial infarction in patients presenting with ST-segment elevation of the European Society of Cardiology（ESC）. Eur Heart J，2018，39（2）：119-177.

5. 中华医学会心血管病学分会动脉粥样硬化与冠心病学组，中华医学会心血管病学分会介入心脏病学组，中国医师协会心血管内科医师分会血栓防治专业委员会，等 . 冠心病双联抗血小板治疗中国专家共识 . 中华心血管病杂志，2021，49（5）：432-454.

6 SIBBING D，ARADI D，ALEXOPOULOS D，et al. Updated expert consensus statement on platelet function and genetic testing for guiding P2Y$_{12}$ receptor inhibitor treatment in percutaneous coronary intervention. JACC Cardiovasc Interv，2019，12（16）：1521-1537.

7. HEIDENREICH P A，EISENBERG M J，KEE L L，et al. Pericardial effusion in AIDS. Incidence and survival. Circulation，1995，92（11）：3229-3234.

（付 丽 整理）

病例 2
青年 HIV 感染合并急性心肌梗死快速 PPCI 治疗

病历摘要

【基本信息】

患者男性，34 岁，主因"持续胸痛 3 小时"入院。

现病史：患者 3 小时前（18:30）无明显诱因突发胸痛，位于胸骨后，呈压榨样，无放射性，伴胸闷气短，无出汗、心悸，无头晕、黑蒙，无咳嗽、咳痰，无反酸、烧心、恶心、呕吐，无腹痛、腹泻，无肢体活动障碍，症状持续不缓解，自服速效救心丸效果不佳。于外院就诊（19：10），心电图示 Ⅰ、aVL、V_1 ～ V_3 导联 ST 段抬高 0.1 ～ 0.3 mV，Ⅱ、Ⅲ、aVF 导联 ST 段压低 0.05 mV，T 波倒置（图 2-1），诊断为急性心肌梗死，因合并 HIV 感染转我院（到达大门时间 21:06），入院后给予阿司匹林、替格瑞洛负荷剂量口服，通过绿色通道直入导管室（21:10），行急诊冠状动脉造影，前降支置入2枚支架，右冠状动脉置入1枚支架（导丝通过时间：21:19），术后胸痛缓解。收入CCU病房。

既往史：癫痫20余年，规律服用丙戊酸钠缓释片，无发作。HIV感染4年，规律服用洛匹那韦利托那韦、拉米夫定、阿巴卡韦。高脂血症病史4年，口服药治疗，具体不详。否认其他传染病病史，否认食物、药物过敏史，否认手术、外伤史。

个人史：否认吸烟史，否认饮酒史。

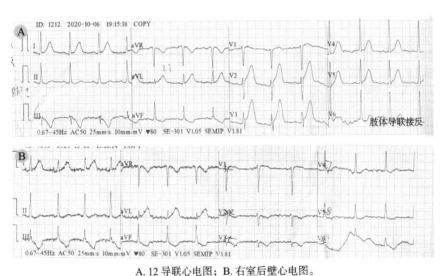

A. 12导联心电图；B. 右室后壁心电图。

图2-1　外院心电图

【体格检查】

体温36.5 ℃，脉搏100次/分，呼吸20次/分，血压124/75 mmHg，BMI 23.59 kg/m^2。神志清楚，精神正常，查体合作。双肺呼吸音清，未闻及干湿啰音及胸膜摩擦音。心界不大，心率100次/分，心律齐，A2 > P2，各瓣膜听诊区未闻及病理性杂音及心包摩擦音。腹软，全腹无压痛、反跳痛、肌紧张，肠鸣音正常。双下肢无水肿。

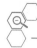

【辅助检查】

心肌损伤标志物：MYO ＞ 212.20 ng/mL，CK-MB 239.20 ng/mL，hsTnI ＞ 50.00 ng/mL（峰值）。

BNP：39.50 pg/mL。

全血细胞分析：WBC 10.38×10^9/L，NE% 65.30%，HGB 139.00 g/L，PLT 320.00×10^9/L。

电解质＋肾功能＋血糖：K^+ 4.01 mmol/L，Na^+ 137.90 mmol/L，CREA 59.70 μmol/L，URCA 352.00 μmol/L，GLU 6.58 mmol/L。

糖化血红蛋白：5.0%。

肝功能：ALT 32.0 U/L，AST 185.7 U/L，TBIL 5.7 μmol/L，DBIL 2.8 μmol/L，TP 71.5 mmol/L，ALB 43.9 mmol/L，GGT 28.3 U/L。

血脂：TCHO 4.78 mmol/L，TG 10.52 mmol/L，HDL-C 0.58 mmol/L，LDL-C 1.99 mmol/L，ApoA1 1.03 g/L，ApoB 0.83 g/L，Lp（a）62.4 mg/dL。

HCY：9.69 μmol/L。

CRP：2.0 mg/L。

甲状腺功能：T3 0.82 ng/mL，T4 6.27 μg/dL，TSH 0.35 μIU/mL，FT3 3.34 pg/mL，FT4 0.99 ng/dL。

梅毒血清特异性抗体测定：阳性。

梅毒甲苯胺红不加热血清试验（tolulized red unheated serum test，TRUST）：阳性（1 ∶ 8）。

介入术后心电图：窦性心律，aVL 导联、$V_1 \sim V_3$ 导联 Q 波、$V_2 \sim V_5$ 导联 ST 段抬高 0.1 ～ 0.2 mV，T 波双向（图 2-2）。

超声心动图：节段性室壁运动异常（左室前壁中间段至心尖段收缩幅度减低），左室舒张末期内径（left ventricular end diastolic diameter，LVEDD）49 mm，LVEF 60%。

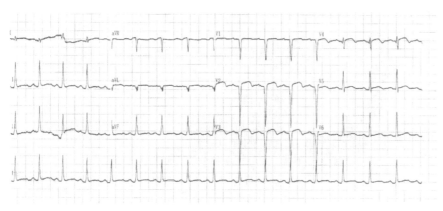

图2-2　介入术后心电图

【诊断】

急性前间壁、高侧壁心肌梗死，冠状动脉粥样硬化性心脏病，窦性心律，心界不大，心功能Ⅰ级（Killip分级）；高脂血症；HIV感染；癫痫；隐性梅毒。

【诊疗经过】

患者胸痛来诊，外院心电图提示急性心肌梗死，因合并HIV转入我院，通过与胸痛中心进行相关院前沟通，入院后绕行急诊，直达导管室。行冠状动脉造影检查示左前降支（LAD）自近段完全闭塞；左回旋支（LCX）远段细小，弥漫病变，最重处狭窄50%；右冠状动脉（RCA）第二转折处95%弥漫狭窄，狭窄后可见血栓影，后降支近段40%狭窄，远段向间隔支提供1级侧支（图2-3）。患者右冠状动脉严重狭窄同时向间隔支提供侧支，LAD完全闭塞，依次于右冠状动脉远段置入3.0 mm×28 mm支架、LAD远段置入2.75 mm×24 mm支架、前降支近段置入3.0 mm×16 mm支架，对角支球囊保护，术中给予替罗非班冠脉推注，后造影前降支血流2～3级（图2-4，图2-5），行血栓抽吸，未能抽出血栓，给予继续抗栓治疗。

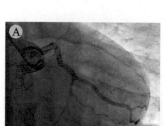
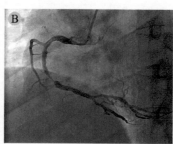

A. 左冠状动脉造影；B. 右冠状动脉造影。

图 2-3 术前冠状动脉造影

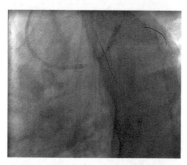

图 2-4 术中对角支球囊保护影像

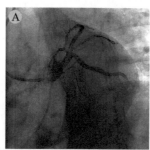
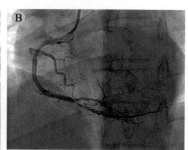

A. 左冠状动脉造影；B. 右冠状动脉造影。

图 2-5 术后冠状动脉造影

术后患者胸痛症状基本缓解，复查心电图示 $V_1 \sim V_3$ 导联 Q 波形成、ST 段部分回落。给予泵入替罗非班及口服拜阿司匹林 100 mg 每日 1 次、替格瑞洛 90 mg 每日 2 次抗血小板，依诺肝素钠 7000 IU q12h 抗凝，瑞舒伐他汀 10 mg 睡前 1 次降脂稳定斑块，美托洛尔 25 mg 每日 2 次（后根据心率、血压调整为 37.5 mg 每日 2 次）减低心肌耗氧，培哚普利 4 mg 每日 1 次改善心脏重塑，以及保护胃黏膜等治疗。住院期间维持原有抗逆转录病毒治疗方案，入院后确诊隐性梅毒，建议择期到皮肤科行驱梅治疗。患者住院 7 天后出院。

【随访】

患者随访无胸痛、胸闷、活动耐力下降等症状，术后 2 个月复查超声心动图，提示节段性室壁运动异常（左室前壁中间段至心尖段心肌回声增强、运动及增厚率略减低），LVEDD 44 mm，LVEF 60%。

病例分析

本例患者为青年男性，有 HIV、高脂血症病史，突发胸痛，心电图可见 $V_1 \sim V_3$、I、aVL 导联 ST 段抬高，冠状动脉造影示前降支 100% 闭塞、右冠状动脉 95% 狭窄，急性前间壁、前侧壁心肌梗死诊断明确。行急诊介入治疗，收治过程采用胸痛中心模式，即院前及时沟通、人员组织到位、院内绿色通道绕行急诊直入导管室，大大缩短了诊疗耗费的时间，大门至导丝通过时间仅 13 分钟。

研究发现HIV感染者较普通人群心血管疾病发病率高1.5～2倍，其中 25 ～ 34 岁人群心肌梗死死亡风险明显升高。HIV 感染者出现心血管疾病的年龄亦提前，血管炎症发生早，更易形成高风险动脉粥样硬化斑块。本例患者为青年男性，为确诊多年的 HIV 感染者，长期服用抗逆转录病毒、降脂药物治疗，入院检查发现梅毒阳性。患者无高血压、糖尿病、吸烟、肥胖等常见心血管危险因素，出现三支病变，考虑可能与 HIV 感染、血脂异常、服用抗逆转录病毒药物特别是蛋白酶抑制剂（洛匹那韦利托那韦）相关。患者入院 HDL-C 偏低，LDL-C 未达标，选用瑞舒伐他汀治疗。入院维持原有

笔记

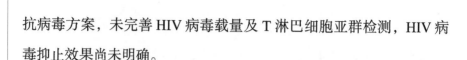

抗病毒方案，未完善 HIV 病毒载量及 T 淋巴细胞亚群检测，HIV 病毒抑止效果尚未明确。

本例患者冠状动脉血栓负荷重，入院给予阿司匹林联合起效快速的替格瑞洛抗血小板治疗。但洛匹那韦利托那韦为强效细胞色素 P_{450} 3A4（CYP3A4）抑制剂，而替格瑞洛作为底物经过 CYP3A4 代谢，洛匹那韦利托那韦可增加替格瑞洛的暴露，因此患者潜在出血风险增加。另外，洛匹那韦利托那韦可降低氯吡格雷疗效、增加瑞舒伐他汀浓度，药物间存在多种相互作用。目前国内尚无普拉格雷上市。因此，日后对于此类急性冠状动脉综合征患者建议调整抗病毒药物，避免因药物相互作用影响治疗效果。

本例患者介入术后 LAD 远段未完全显影，出现无复流表现，心电图 ST 段未完全回落，可能与急性心肌梗死血栓负荷重、出现远端栓塞、缺血再灌注损伤、坏死心肌水肿渗出压迫毛细血管等因素相关，术中冠脉内给予 GP Ⅱ b/ Ⅲ a 受体拮抗剂、行血栓抽吸，术后继续强化抗栓治疗。

吴其明、宋毓青教授病例点评

本例患者院内大门至导丝通过时间为 13 分钟，院内缺血时间已尽量降至最低，但总缺血时间长。目前并非所有医院都具备对 HIV 伴急性心肌梗死的急诊介入能力，HIV 感染者平素应重视心肌梗死症状，若症状突发，应就近到达具备相关急诊介入能力的医院就诊。

对于 HIV 感染合并冠心病患者，抗病毒及冠心病用药均需持续终身，在长期治疗过程中，存在多种药物潜在相互作用可能，也存在大量需要临床进一步研究、验证及探索的问题。对于 HIV 感染合并血脂紊乱患者，应定期监测血脂并使之严格达标，进行健康生活方式指导至关重要。

目前HIV感染及HARRT治疗对无复流影响尚不明确。本例患者介入术后前降支远端心尖部血流未完全恢复，术中给予GPⅡb/Ⅲa受体拮抗剂、血栓抽吸治疗效果欠佳，不能排除与远端痉挛有关，可进一步尝试微导管内局部应用硝普钠治疗。

【参考文献】

1. 易绍东，向定成.胸痛中心的建设理念与目标.中华心血管病杂志，2014，42（8）：639-640.

2. MORRIS M，THERESA M R. Interactions of HIV and antiretroviral therapy with neutrophils and platelets. Front Immunol，2021，12：634386.

3. RENLI T. Ticagrelor：pharmacokinetic，pharmacodynamic and pharmacogenetic profile：an update. Clin Pharmacokinet，2015，54（11）：1125-1138.

4. MARTINI R，LLIBRE J M，FRIISM N. Risk of cardiovascular disease in an aging HIV population：where are we now? Curr HIV/AIDS Rep，2015，12（4）：375-387.

5. HANNA D B，RAMASWAMY C，KAPLAN R C，et al. Trends in cardiovascular disease mortality among persons with HIV in new york city，2001–2012. Clin Infect Dis，2016，63（8）：1122-1129.

6. NANDITHA N G A，PAIERO A，TAFESSU H M，et al. Excess burden of age-associated comorbidities among people living with HIV in British Columbia，Canada：a population-based cohort study. BMJ Open，2021，11（1）：041734.

7. ZANNI M V，ABBARA S，LO J，et al. Increased coronary atherosclerotic plaque vulnerability by coronary computed tomography angiography in HIV-infected men. AIDS，2013，27（8）：1263-1272.

（王楠　整理）

病例 3
艾滋病合并急性非 ST 段抬高型心肌梗死

📋 病历摘要

【基本信息】

患者男性，39 岁，主因"间断胸痛 1 周，加重 3 天"入院。

现病史：患者 1 周前爬山时出现胸痛，位于心前区，范围约手掌大小，为闷痛，持续几分钟后缓解。无出汗、心悸、恶心、呕吐，无头晕、黑蒙、乏力，患者未重视及诊治。4 天前夜间睡眠中胸痛再次发作，部位、性质同前，伴出汗，持续约半小时后自行缓解。3 天来患者每行走几十米即发作胸痛，静息状态下亦偶有发作，每次持续几分钟后可自行缓解。1 天前就诊于外院，考虑急性心肌梗死不除外，给予阿司匹林 100 mg、氯吡格雷 300 mg 口服。后就诊于我科门诊，复查心电图示窦性心律，Ⅲ 导联 Q 波及 Ⅱ、Ⅲ 导联 T 波低平、倒置，超敏肌钙蛋白 I 0.925 ng/mL，为进一步诊治以"急性冠状动脉综合征"收入院。

既往史：HIV 感染病史 8 年，接受规范高效抗逆转录病毒治疗（HAART）4 年。高脂血症病史 2 年，不规律服用非诺贝特。否认高血压、糖尿病等慢性病病史。否认其他传染病病史，否认重大外伤及手术史。

个人史：吸烟史 20 年，每日 20 余支；偶少量饮酒。未婚。否认冶游史。否认心血管疾病家族史。

【体格检查】

体温 36.7 ℃，脉搏 80 次 / 分，呼吸 20 次 / 分，血压 127/70 mmHg，BMI 30.4 kg/m²。神志清楚，体型肥胖，无肿大淋巴结、皮疹、皮肤损害等体征。双肺呼吸音清，未闻及干湿啰音。心界不大，心率 80 次 / 分，律齐，未闻及额外心音及病理性杂音。腹软、无压痛，四肢关节未见异常，双下肢无水肿。

【辅助检查】

血脂：TCHO 3.94 mmol/L，TG 5.03 mmol/L，LDL-C 2.54 mmol/L，HDL-C 0.63 mmol/L。

超敏肌钙蛋白 I：0.925 ng/mL。

糖化血红蛋白：4.6%。

$CD4^+T$ 淋巴细胞 491 个 /mm³，$CD8^+T$ 淋巴细胞 1398 个 /mm³。

肾功能 + 电解质：K^+ 3.88 mmol/L，CREA 70.30 μmol/L。

肝功能：ALT 26.8 U/L，AST 17.5 U/L，TBIL 14.3 μmol/L，DBIL 5.2 μmol/L。

血常规、甲状腺功能、凝血功能等未见明显异常。

入院心电图：窦性心律，Ⅲ导联 Q 波，Ⅱ、Ⅲ导联 T 波低平、

笔记

倒置，V_1 导联可见胚胎 R 波（图 3-1）。

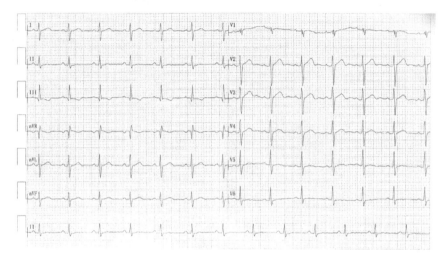

图 3-1 入院心电图

超声心动图：各心腔内径范围正常，各室壁厚度及运动正常，左心室射血分数 63%，各瓣膜形态及运动未见异常，收缩期二尖瓣房侧见少量反流信号，大动脉关系及发育正常，主动脉弓降部未见异常，心包腔内未见异常。

胸部 CT：右肺上叶胸膜下小结节，考虑炎性肉芽肿结节可能性大。两肺下叶磨玻璃样密度影及条索影，考虑坠积效应及肺膨胀不全可能。双侧胸膜肥厚。

【诊断】

急性非 ST 段抬高型心肌梗死（non-ST segment elevation myocardial infarction，NSTEMI），冠状动脉粥样硬化性心脏病；高脂血症；获得性免疫缺陷综合征。

【诊疗经过】

患者为青年男性，存在肥胖、高脂血症、吸烟史等冠心病高危因素，同时 HIV 感染病史 8 年。此次劳累性胸痛 1 周，加重 3 天，

心电图下壁Ⅲ导联可见 Q 波，V_1 导联可见胚胎 R 波，超敏肌钙蛋白
I 轻度升高，NSTEMI 可诊断，给予阿司匹林、硫酸氢氯吡格雷、瑞
舒伐他汀钙、非诺贝特等药物口服，低分子肝素皮下注射，硝酸异
山梨酯静脉泵入。择期行冠状动脉造影（CAG）检查（图 3-2）：左
主干末端 40% 狭窄；前降支中段 40% ～ 50% 弥漫狭窄；回旋支未
见明显狭窄，远端向右冠状动脉提供二级侧支，右冠状动脉自近段
完全闭塞，局部可见血栓影，前向血流 TIMI 0 级。右冠状动脉置入
2.75 mm × 33 mm、3.0 mm × 33 mm、3.5 mm × 18 mm 支架。术后患
者病情平稳，继续药物治疗，病情好转出院。

住院期间感染科会诊意见：原药物方案为齐多夫定＋拉米夫定＋
洛匹那韦利托那韦（初始方案为替诺福韦酯＋拉米夫定＋依非韦伦，
曾有耐药），住院期间药物方案调整为齐多夫定＋拉米夫定＋多替拉韦。

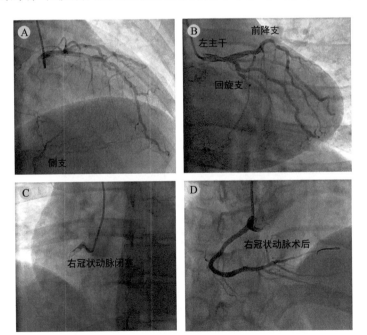

A. 回旋支远端向右冠状动脉提供二级侧支；B. 左冠状动脉；C. 右冠状动脉自近端完全闭塞；
D. 右冠状动脉 PCI 术后。

图 3-2 冠状动脉造影

【随访】

2 周后患者于心内科复诊，显示体力恢复正常，能够耐受一般体力活动，未再发作心绞痛症状。复查心电图无演变，复查超声心动图提示心脏结构及功能无明显受损。

感染科门诊随诊，将 HAART 调整为齐多夫定＋拉米夫定多替拉韦。

此后患者长期于当地医院随访。

病例分析

本例患者因间断胸痛 1 周住院，入院前 4 天有一次持续 30 分钟胸痛伴大汗，心电图仅有Ⅲ导联 Q 波，Ⅱ、Ⅲ导联 T 波低平、倒置，TnI 轻度增高，CAG 提示右冠状动脉近端闭塞，可见血栓影，其心电图的不典型变化，考虑与左向右的侧支开放，且侧支达到右冠状动脉的第二转折有关。

患者存在肥胖、高脂血症、吸烟史等冠心病高危因素，同时合并 HIV 感染。研究表明 HIV 感染加重了动脉粥样硬化，这可能是抗逆转录病毒药物毒性的结果，也可能是炎症和免疫本身共同作用的结果。免疫功能障碍、淋巴细胞活化和炎症，可能在早期促进了心血管疾病的发展。文献表明慢性炎性疾病促进了心血管病的发展。Zanni 等的研究表明，HIV 感染患者的斑块与非 HIV 感染患者相比更易发生破裂，其特征是冠状动脉 CT 上表现为低衰减、正性重构和斑点状钙化血管造影。Fitch 等认为在 HIV 感染者中，无论是否存在代谢综合征，非钙化冠状动脉斑块都更为常见。此外，蛋白酶抑制剂（protease inhibitor，PIs）的常见不良反应有血糖、血脂代谢异常，尤其以高脂血症最为常见，在使用 PIs 的患者中发病率高达近 50%。大多数 PIs 是 CYP3A 的有效抑制剂，如本例患者曾服用的洛匹那韦利托那韦。洛匹那韦利托那韦与瑞舒伐他汀合并应用时必须谨慎且应减少联合用药的剂量，因此基于控制高脂血症及冠心病治疗用药的需要，本例患者对于洛匹那韦利托那韦做出了调整。调整后的用药多替拉韦则较好地避免了对 CYP3A 的影响，且无已知的证据表明其与他汀等冠心病治疗药物有相互作用。

吴其明、宋毓青教授病例点评

对于右冠状动脉近端闭塞的心肌梗死，心电图往往表现为下壁、右室导联的 ST 段抬高及动态演变，心肌酶明显增高。本例患者心电图不典型，与左向右提供的到达右冠状动脉第二转折的侧支开放有关。故对此类心肌梗死后仍反复胸痛患者，尽早行冠状动脉检查和治疗是非常有必要的，完全血运重建可以迅速改善患者症状、避免梗死范围扩大、降低死亡率以及改善预后和患者生活质量。

此外，本例患者系 HIV 感染者，长期接受抗病毒治疗，在诊疗中考虑到了抗病毒治疗与心血管治疗药物的相互作用，以及对血脂的影响，及时调整了治疗方案，这也是本病例亮点。同时也提示，在开始或更换 HAART 治疗前，应详细了解患者心血管危险因素，如肥胖、吸烟史、高血压、糖尿病、血脂水平、早发家族史等。

【参考文献】

1. COLLET J P, THIELE H, BARBATD E, et al. 2020 ESC Guidelines for the management of acute coronary syndromes in patients presenting without persistent ST-

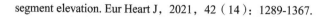

segment elevation. Eur Heart J, 2021, 42 (14): 1289-1367.

2. HSUE P Y, WATERS D D. HIV infection and coronary heart disease: mechanisms and management. Nat Rev Cardiol, 2019, 16 (12): 745-759.

3. FREIBERG M S, CHANG C H, SKANDERSON M, et al. Association between HIV infection and the risk of heart failure with reduced ejection fraction and preserved ejection fraction in the antiretroviral therapy era: results from the veterans aging cohort study. JAMA Cardiol, 2017, 2 (5): 536-546.

4. YAO L, HERLEA P O, HEUSER B J, et al. Roles of the chemokine system in development of obesity, insulin resistance and cardiovascular disease. J Immunol Res, 2014, 2014: 181450.

5. ZANNI M V, ABBARA S, LO J, et al. Increased coronary atherosclerotic plaque vulnerability by coronary computed tomography angiography in HIV-infected men. AIDS, 2013, 27 (18): 1263-1272.

6. FITCH K V, LO J, ABBARA S, et al. Increased coronary artery calcium score and noncalcified plaque among HIV-infected men: relationship to metabolic syndrome and cardiac risk parameters. J Acquir Immune Defic Syndr, 2010, 55 (4): 495-499.

7. GRINSPOON S K, DOUGLAS P S, HOFFMANN U, et al. Leveraging a landmark trial of primary cardiovascular disease prevention in human immunodeficiency virus: introduction from the REPRIEVE coprincipal investigators. J Infect Dis, 2020, 222 (Suppl 1): S1-S7.

8. REUST C E. Common adverse effects of antiretroviral therapy for HIV disease. Am Fam Physician, 2011, 84 (2): 154.

（魏望江　整理）

病例 4
HIV 感染合并反复心肌梗死

病历摘要

【基本信息】

患者男性，63 岁，主因"间断胸痛 5 个月，再发 1 天"入院。

现病史：患者 5 个月前无明显诱因出现胸痛，为胸骨下段闷痛，巴掌大小，无放射性，无其他伴随症状，持续 2 ～ 3 分钟后可自行缓解，未予重视。间隔 3 ～ 7 天发作 1 次。3 个月前无明显诱因再发胸痛，部位、性质同前，伴有大汗，程度较前加重，持续时间约数小时，数天后就诊于外院，诊断"急性前壁心肌梗死"，给予阿司匹林、氯吡格雷、他汀等治疗后胸痛缓解。因 HIV 病史转入我院。超声心动图示节段性室壁运动异常，心尖部室壁瘤形成，心尖部附壁血栓，EF 42%。造影示左前降支（LAD）近段 50% 狭窄，自第一间隔支（S1）发出后完全闭塞；左回旋支（LCX）近段内膜不光滑；右冠状动脉（RCA）全程内膜不光滑，远段 60% 狭窄；后降支（PDA）近中段弥漫病变，最重处狭窄 50%；后侧支（PLA）近段 50% 狭窄，远段可见至 LAD 侧支形成。考虑 LAD 为慢性闭塞性病变，心尖部血栓，首先给予抗凝治疗，择期评估是否行介入治疗。给予氯吡格雷单抗血小板、华法林抗凝及辛伐他汀、培哚普利、美托洛尔治疗。出院后无胸痛、胸闷表现，日常活动不受限。约 2 周前复查超声心动图示附壁血栓消失，EF 50%。后自行停用华法林，继续氯吡格雷治疗。1 天前患者洗澡后突发晕厥，持续 3～5 秒后恢复清醒。后再次晕厥 2 次，均持续数秒后自行恢复。随后出现心前区压榨样疼痛，范围拳头大小，无放射性，伴气短，无头痛、耳鸣，无恶心、呕吐，无反酸、烧心，无腹痛、腹泻，无言语不利、肢体活动障碍、抽搐、大小便失禁等症状。疼痛持续不缓解，口服硝酸甘油效果不佳。就诊于外院，心电图示窦性心律，心率 76 次 / 分，Ⅱ、Ⅲ、aVF 导联 ST 段抬高 0.1～0.2 mV，aVL、V_2～V_5 导联 ST 段压低、T 波倒置（图 4-1）。诊断为急性下壁心肌梗死。测血压 85/50 mmHg，给予多巴胺维持血压，血压波动在（80～90）/（50～60）mmHg，后转入我院。

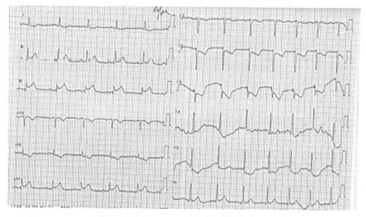

图 4-1　外院心电图

既往史：HIV 感染病史 20 余年，口服拉米夫定、富马酸替诺福韦二吡呋酯、奈韦拉平治疗 10 余年。梅毒多年，已治愈（自述）。过敏性皮炎多年，给予中药外涂等治疗。高脂血症 5 个月，口服辛伐他汀治疗。否认高血压、糖尿病病史，否认其他传染病病史，否认食物、药物过敏史，否认手术、外伤史。

个人史及婚育史：吸烟史 40 余年，约 20 支 / 日，否认饮酒史；已婚，已育。

【体格检查】

体温 36.8 ℃，脉搏 51 次 / 分，呼吸 24 次 / 分，血压 93/40 mmHg。身高 170 cm，体重 52.2 kg，BMI 18.06 kg/m²。神志清楚，精神尚可，查体合作。全身皮肤多发散在皮疹，破溃、结痂。双肺呼吸音清，双肺底可闻及少许湿啰音，未闻及胸膜摩擦音。心界不大，心率 51 次 / 分，心律齐，各瓣膜听诊区未闻及心脏杂音及心包摩擦音。腹软，全腹无压痛、反跳痛、肌紧张，肠鸣音正常，双下肢无水肿。

【辅助检查】

入院心电图：窦性心律，心率 55 次 / 分，Ⅱ、Ⅲ、aVF、$V_7 \sim V_9$ 导联 ST 段抬高 0.05 ～ 0.1 mV，aVL、$V_2 \sim V_6$ 导联 ST 段压低，T 波双向、倒置（图 4-2）。

心梗三项：CK-MB ＞ 80 g/mL，MYO 499 ng/mL，TnI ＞ 30 ng/mL（峰值）。

BNP：907 pg/mL。

全血细胞分析：WBC 7.14×10^9/L，NE% 82.90%，HGB 125.00 g/L，PLT 247.00×10^9/L。

肝功能：ALT 60.7 U/L，AST 340.7 U/L，TBIL 6.7 μmol/L，DBIL 2.5 μmol/L，TP 66.8 g/L，ALB 33.0 g/L。

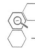

血脂：TCHO 4.22 mmol/L，TG 0.87 mmol/L，HDL-C 0.99 mmol/L，LDL-C 2.65 mmol/L，ApoA1 1.10 g/L，ApoB 0.79 g/L，Lp（a）21.4 mg/dL。

HCY：19.57 mg/L。

CRP：109.4 mg/L。

电解质＋肾功能＋血糖：K$^+$ 4.92 mmol/L，CREA 63.8 μmol/L，URCA 340.0 μmol/L，GLU 5.37 mmol/L。

凝血六项：PT 14.40 s，PTA 67.00%，APTT 29.40 s，Fb 380.00 mg/dL，PT 比值 1.34，INR 1.33，FDP 2.88 μg/mL，D- 二聚体 1.05 mg/L。

糖化血红蛋白：5.3%。

甲状腺功能：T3 0.75 ng/mL，T4 6.59 μg/dL，TSH 0.58 μIU/mL，FT3 2.32 pg/mL，FT4 0.83 ng/dL。

PCT：0.15 ng/mL。

辅助性 T 细胞亚群：CD3$^+$/CD45$^+$ 59.90%，CD3$^+$ 280 个 /μL，CD3$^+$CD8$^+$/CD45$^+$ 26.84%，CD3$^+$CD8$^+$ 126 个 /μL，CD3$^+$CD4$^+$/CD45$^+$ 32.87%，CD3$^+$CD4$^+$ 154 个 /μL，CD45$^+$ 468 个 /μL，Ratio 1.22。

HIV 病毒载量：HIV-RNA 未检测到。

梅毒血清特异性抗体测定：阳性。

梅毒甲苯胺红不加热血清试验：阳性（1：4）。

超声心动图：节段性室壁运动异常，心尖部室壁瘤形成，二尖瓣反流（轻度），三尖瓣反流（轻度），左室收缩功能减低，EF 42%，左室舒张末期内径（LVEDD）51 mm。

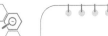

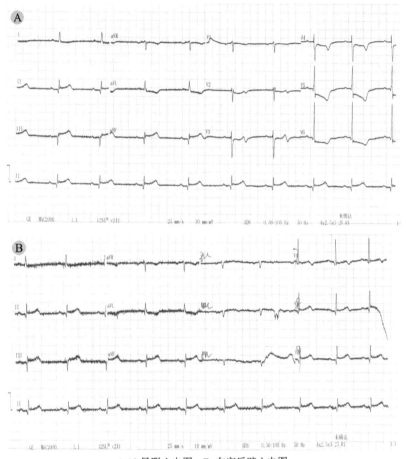

A. 12 导联心电图；B. 右室后壁心电图。

图 4-2   入院心电图

床边胸部 X 线片：两肺纹理增多模糊，右侧膈肌不规则钙化，左上肺结节灶。

下肢血管：双下肢动静脉未见明显异常。

【诊断】

急性下壁、后壁心肌梗死，冠状动脉粥样硬化性心脏病，陈旧性前壁心肌梗死，心尖部室壁瘤形成，心界不大，窦性心律，心功能Ⅱ级（Killip 分级）；高脂血症；艾滋病；梅毒；过敏性皮炎；左上肺结节灶；反流性食管炎。

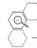
【诊疗经过】

患者 3 个月前患急性前壁心肌梗死，CAG 示 LAD 为慢性闭塞性病变（图 4-3），未干预。本次入院诊断为急性下壁、后壁心肌梗死，当日行 CAG（图 4-4，图 4-5）：LAD 近段 50% 狭窄，自 S1 发出后完全闭塞；LCX 近段内膜不光滑；RCA 中段内膜不光滑，自第二转折完全闭塞。右冠状动脉病变处抽出大量红色血栓，造影示 RCA 血流恢复，置入 3.5 mm×24.0 mm 支架，支架远段仍可见血栓影，送抽吸导管至 RCA 远段再次行血栓抽吸，抽出少量白色血栓，远段可见至 LAD 2 级侧支形成。术中一过性血压最低 67/45 mmHg，心率最慢 43 次 / 分，给予去甲肾上腺素、多巴胺、阿托品后血压、心率回升，血压达 110/60 mmHg，心率达 60 次 / 分。后给予阿司匹林 100 mg qd、氯吡格雷 75 mg qd 抗血小板，依诺肝素钠 6000 IU q12h 抗凝 3 天，瑞舒伐他汀 10 mg qn 降脂。因血压偏低、心率偏慢，未给予 ACEI、ARB、β 受体阻滞剂。

患者入院后间断发热，全身重度皮疹，伴有渗出，外用曲安奈德益康唑乳膏＋夫西地酸乳膏，口服氯雷他定 10 mg、依巴斯汀 10 mg，给予葡萄糖注射液 250 mL ＋葡萄糖酸钙注射液 1.0 g＋注射用维生素 C 1.0 g，每日 1 次，静脉滴注 5 天。后患者症状好转，共住院 8 天。

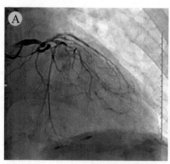
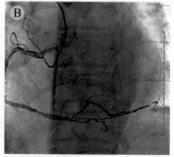

A. 左冠状动脉造影；B. 右冠状动脉造影。

图 4-3 3 个月前 CAG

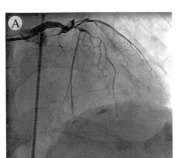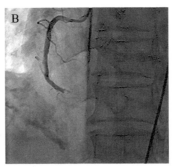

A. 左冠状动脉造影；B. 右冠状动脉造影。

图 4-4　PCI 术前 CAG

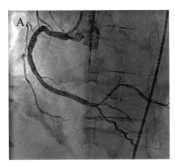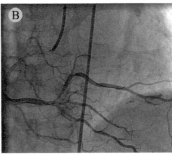

图 4-5　PCI 术后 CAG

【随访】

出院后随访 1 年，患者无胸痛、胸闷、憋气、活动耐力下降等症状。1 年左右复查超声心动图：PCI 术后，节段性室壁运动异常（前间隔、左室前壁基底段至心尖段），心尖部室壁瘤形成，左室增大，二尖瓣、三尖瓣反流（轻度），左室收缩功能减低，LVEDD 56 mm，LVEF 40%。

病例分析

本例患者为老年男性，有吸烟史（传统冠心病危险因素），间断胸痛 5 个月，3 个月前出现急性前壁心肌梗死伴心尖部附壁血栓、室壁瘤形成，造影示双支病变，LAD 为慢性闭塞性病变，RCA 中

笔记

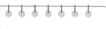

度狭窄，超声提示 LVEF 42%，心功能受累。因附壁血栓形成，给予氯吡格雷联合华法林抗栓，以及降脂、改善心肌重构、心肌耗氧的冠心病二级预防治疗。3 个月左右复查附壁血栓消失，自行停用华法林，继续氯吡格雷单抗血小板，未就诊，未调整抗血小板药物。本次急性前壁心肌梗死后短期内再发下壁、后壁心肌梗死，造影示右冠状动脉自第二转折完全闭塞，行 PCI 治疗后给予阿司匹林、氯吡格雷双抗血小板，依诺肝素钠抗凝，瑞舒伐他汀降脂治疗。患者两次大面积心肌梗死，心功能欠佳，危害较大，预后欠佳。

再发心肌梗死原因不排除与斑块不稳定、停用抗凝药物、抗血小板不充分、降脂不达标等多种因素相关。冠状动脉造影结果未见冠状动脉口狭窄等梅毒性心血管疾病表现，虽既往有梅毒病史，但已治愈，本次心血管事件与梅毒无明显相关。患者右冠状动脉存在斑块，狭窄 50%，存在斑块破裂风险，急性心肌梗死 3 个月骤然停用华法林抗凝，给予单抗血小板治疗，易促再梗发生。奈韦拉平为 CYP3A 诱导剂，而氯吡格雷可经过 CYP2C19、CYP2B6、CYP1A2、CYP2C9、CYP3A4/5 等酶代谢为活性产物发挥作用，奈韦拉平有潜在增加氯吡格雷活性代谢产物的可能。既往观点认为 CYP2C19 在氯吡格雷代谢过程中起重要作用，奈韦拉平通过 CYP3A 影响氯吡格雷代谢产物存在潜在风险，尚无相关明确研究。辛伐他汀亦经过 CYP3A4 代谢，奈韦拉平存在潜在降低辛伐他汀作用的可能，虽然辛伐他汀加量用药，但其低密度脂蛋白尚未达标。再发心肌梗死后调整为瑞舒伐他汀不仅能够加强降脂作用，同时能够减少药物相互影响，但仍需密切监测血脂达标情况。另外，奈韦拉平的使用可能需要增加华法林剂量，本例患者能够做到门诊密切监测华法林水平，INR 达标，复查超声血栓消失，无出血表现，依从性良好。

吴其明、宋毓青教授病例点评

　　既往文献提示急性心肌梗死后 1 ～ 3 个月再梗发生率较高。冠状动脉斑块血栓持续存在数月，系统凝血活性升高持续 3 ～ 6 个月，当抗凝停止后凝血活性可再次激活。本例患者初次心肌梗死后 DAPT 评分为 2 分，双抗治疗至少 12 个月以上，首次心肌梗死后因附壁血栓，给予血小板单抗联合抗凝治疗，但停用抗凝药物后仍单抗用药，未及时加用双抗药物，抗血小板不充分，是短期再发心肌梗死的原因之一。

　　本例患者 HIV 病史多年，近年来发现 HIV 感染与心血管疾病存在相关性，混合血脂异常、炎症反应等多种因素作用。患者初次心肌梗死不排除与 HIV 感染存在相关性，但短期内再发心肌梗死，艾滋病病情稳定，血脂未见显著升高，考虑与斑块不稳定、停用抗凝药物及抗血小板不充分明显相关。

　　本例患者所使用的抗病毒、抗血小板、抗凝药物间存在多种相互作用，应在停用抗凝药物后恢复双抗治疗，同时日后针对特殊患者需进行双抗药物效果评估，确定抗血小板效果达标后再延续抗血小板治疗方案。

【参考文献】

1. LEONARDO D L, LUCA P, ANNUNZIATA N, et al. Current management and prognosis of patients with recurrent myocardial infarction. Rev Cardiovasc Med, 2021, 22（3）: 731-740.

2. KAZUI M, NISHIYA Y, ISHIZUKA T, et al. Identification of the human cytochrome P450 enzymes involved in the two oxidative steps in the bioactivation of

clopidogrel to its pharmacologically active metabolite. Drug Metab Dispos，2010，38（1）：92-99.

3. SANGKUHL K，KLEIN T E，ALTMAN R B. Clopidogrel pathway. Pharmacogenet Genomics，2010，20（7）：463-465.

4. BROWN SA，NAVEEN P. Pharmacogenomic impact of CYP2C19 variation on clopidogrel therapy in precision cardiovascular medicine. J Pers Med，2018，8（1）：8.

5. Choice of lipid-lowering drugs. Med Lett Drugs Ther，1998，40（1042）：117-122.

6. NATALIE S，SONAK P，SAMUEL N. International normalized ratio（INR）Increases amongst two patients living with HIV on warfarin after being switched from a nevirapine to a dolutegravir-based antiretroviral regimen. Case Rep in Infect Dis，2021，2021：9384663.

7. KAENG W L，GREGORY Y L. Acute coronary syndromes：Virchow's triad revisited. Blood Coagul Fibrinolysis，2003，14（7）：605-625.

8. 中华医学会心血管病学分会动脉粥样硬化与冠心病学组，中华医学会心血管病学分会介入心脏病学组，中国医师协会心血管内科医师分会血栓防治专业委员会，等 . 冠心病双联抗血小板治疗中国专家共识 . 中华心血管病杂志，2021，49（5）：432-454.

（王 楠 整理）

病例 5
HIV 感染合并急性心肌梗死并 左心室血栓形成

病历摘要

【基本信息】

患者男性，48岁，主因"发现 HIV 阳性 2 年余"入院。

现病史：患者 2 年余前因体检发现血糖升高在外院住院，期间发现 HIV 阳性，送当地疾控中心行确证试验阳性。后开始启动高效联合抗逆转录病毒治疗（HAART），方案为恩曲他滨＋替诺福韦＋拉替拉韦，服药 1 年后更换为恩曲他滨＋丙酚替诺福韦＋拉替拉韦，4 个月前更换为比克恩丙诺。此次患者因血糖控制差，为进一步评估病情及治疗入感染一科。入院第 1 天心电图检查为前壁心肌梗死，转入 CCU 继续治疗。

既往史：高三酰甘油血症病史 2 年，口服非诺贝特治疗。

个人史：否认吸烟史。

【体格检查】

体温 36.3 ℃，脉搏 78 次 / 分，呼吸 19 次 / 分，血压 134/83 mmHg。左侧颈部可触及数个小淋巴结，直径 2～3 mm，活动可，无触痛。双肺呼吸音清，未闻及干湿啰音。心率 78 次 / 分，律齐，各瓣膜听诊区未闻及病理性杂音。腹软，无压痛及反跳痛，肝脾肋下未触及，肠鸣音 5 次 / 分。双下肢无凹陷性水肿。

【辅助检查】

血常规：WBC 4.97×10^9/L，HGB 162 g/L，PLT 251×10^9/L。

肝功能：ALT 27 U/L，AST 22.9 U/L，ALB 40.2 g/L。

肾功能：BUN 6.61 mmol/L，CREA 83.3 μmol/L。

空腹血糖：12.99 mmol/L。

糖化血红蛋白：11.4%。

血 脂：TCHO 4.16 mmol/L，TG 1.10 mmol/L，HDL-C 1.02 mmol/L，LDL-C 2.76 mmol/L。

乙肝表面抗原、丙肝抗体均阴性。

HIV 病毒载量＜ 20 copies/mL。辅助性 T 细胞亚群：正常，$CD4^+T$ 淋巴细胞 834 个 /μL。

入院心电图：窦性心律，$V_1 \sim V_3$ 导联病理性 Q 波形成，$V_2 \sim V_4$ 导联 ST 段弓背抬高 0.05～0.3 mV，T 波正负双向（图 5-1）。

入院后心肌坏死标志物：超敏肌钙蛋白 I 0.746 ng/mL。心肌酶谱：CK-MB 19.6 U/L，LDH 260 U/L，HBDH 261 U/L。

入院后心脏超声：左室舒张末期内径（LVEDD）41 mm，EF 56%，前间隔及左室前壁中间段至心尖段运动减低。

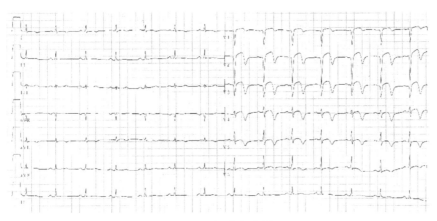

图 5-1　入院心电图

【诊断】

冠状动脉粥样硬化性心脏病，急性前壁心肌梗死，窦性心律，心界正常，室壁瘤形成，左心室心尖部血栓形成，心功能 I 级（Killip 分级）；2 型糖尿病；高脂血症；HIV 感染。

【诊疗经过】

追问患者病史，患者在入院 5 天前无明显诱因出现胸闷、胸痛，伴出汗，持续约 1 小时症状完全缓解，未重视。后未再出现胸闷、胸痛，活动耐量正常。结合患者心电图、心肌坏死标志物明显升高、心脏超声前壁运动减低，诊断为急性前壁心肌梗死，给予阿司匹林 300 mg、替格瑞洛 180 mg 负荷量口服，瑞舒伐他汀调脂，福辛普利、美托洛尔抑制心肌重构、预防猝死，达格列净控制血糖等治疗。复查心电图（图 5-2）示 $V_4 \sim V_6$ 导联 T 波倒置逐渐变浅，但 $V_2 \sim V_4$ 导联 ST 段始终弓背抬高 $0.1 \sim 0.3$ mV。

择期行冠状动脉造影检查（图 5-3）：左主干未见明显狭窄；前降支近段至中段弥漫病变，最重处狭窄 90%；回旋支近段 30% 狭窄，远段细小，次全闭塞，第 3 钝圆支较粗，近段 90% 局限狭窄；右冠状动脉近段内膜不光滑，后降支中段 80% 弥漫狭窄。于前降支置入

支架 3 枚，回旋支置入支架 1 枚（图 5-4）。术后患者病情较平稳，未诉不适。

入院后第 7 天，复查床旁心脏超声（图 5-5）：LVEDD 44 mm，EF 55%，有心尖部室壁瘤形成趋势，心尖部可探及一大小 13 mm×8 mm 的低回声团块，随心脏周期运动，考虑左心室血栓形成。停用替格瑞洛，改为阿司匹林＋氯吡格雷＋华法林抗凝治疗，INR 维持在 2.0 ～ 2.5。INR 达标后患者出院。

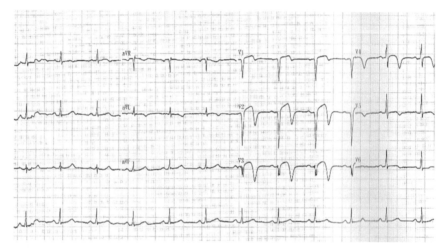

图 5-2　CCU 心电图

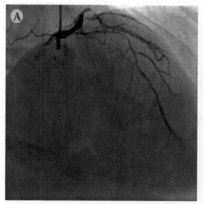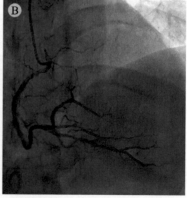

A. 左冠状动脉；B. 右冠状动脉。

图 5-3　冠状动脉造影

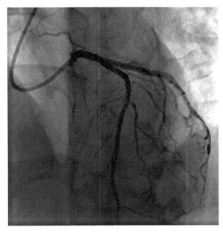
图 5-4　PCI 术后

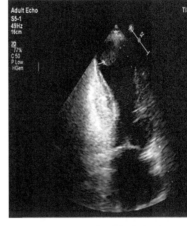
图 5-5　心脏超声复查

【随访】

患者依从性较差，没有进行规律的门诊复诊监测 INR，但是药物一直在坚持服用。3 个月后患者到心内科门诊复诊，复查心脏超声示左心室血栓消失，停用华法林，继续给予阿司匹林、氯吡格雷抗血小板聚集治疗。

病例分析

患者此次因 2 型糖尿病入住感染科，住院后心电图检查发现急性心肌梗死。追问病史，入院 5 天前有胸痛，持续 1 小时，未重视，入院时胸痛症状已完全缓解，无心力衰竭、血流动力学不稳定及恶性心律失常存在，因已超过急诊再灌注治疗的时间窗，首先给予药物治疗。

心脏超声提示心尖室壁瘤形成及左心室血栓。室壁瘤形成是 ST 段抬高型心肌梗死的（STEMI）并发症，常见于未进行再灌注治疗的患者，心电图如果出现抬高的 ST 段持续不回落，提示室壁瘤形

笔记

成。室壁瘤一旦合并左心室血栓（left ventricular thrombus，LVT），需要抗凝治疗 3 ～ 6 个月。关于如何早期发现 LVT 及选择 LVT 最佳的抗血栓治疗方案等问题仍然存在争议。2013 年 ACC/AHA 的 STEMI 指南建议，对于合并无症状 LVT 的 STEMI 患者，在双联抗血小板治疗基础上加用口服抗凝治疗 3 个月是合理的，目标 INR 为 2.0 ～ 2.5。2017 年 ESC 的 STEMI 指南建议一旦明确诊断为 LVT，应权衡出血风险与同时行抗血小板治疗的必要性，在多次超声心动图指导下口服抗凝治疗延长至 6 个月（Ⅱ a 级推荐，C 级证据）。本例患者应用华法林 3 个月后复查心脏超声左心室血栓消失。

患者同时合并 HIV 感染，HIV 相关动脉粥样硬化性心血管疾病已经成为艾滋病人群一个重要的健康问题。虽然传统 CVD 危险因素是导致心血管疾病的重要因素，但 HIV 特异性因素（包括 HAART、慢性炎症和免疫激活等）在 HIV 相关心血管疾病中也发挥着作用。其中 HAART 增加、CVD 风险最显著的机制是高脂血症、蛋白酶抑制剂增加，其中低密度脂蛋白胆固醇水平增加是由于增加胆固醇的吸收而非增加胆固醇的合成。

HIV 患者通常联合使用 3 ～ 4 种药物进行 HAART，如有其他并发症，还需联合使用其他药物治疗。因此 HAART 与合并用药间的药物相互作用（drug-drug interactions，DDIs）是临床管理的重要考虑因素之一，特别是与抗栓药物之间的相互作用。对于 PCI 术后患者，如果临床中没有注意药物相互作用，就会增加支架内血栓、出血等风险。本例患者入院时 HAART 药物为比克恩丙诺，其与氯吡格雷及替格瑞洛、华法林均无相互作用，与瑞舒伐他汀、福辛普利等药物也无相互作用，因此不需要调整 HAART 方案。

笔记

📋 吴其明、宋毓青教授病例点评

本例患者为急性心肌梗死延迟就诊，室壁瘤形成和左心室血栓与之密切相关。

左心室血栓是心肌梗死后的一种严重并发症。心肌梗死合并LVT的治疗倾向于双联抗血小板聚集基础上加用华法林。华法林和替格瑞洛联用会增加出血风险，故换为氯吡格雷和华法林。指南目前推荐抗凝治疗3～6个月，但血栓消失后仍应密切观察心脏超声，因为室壁瘤为左心室血栓的高危因素，一旦发现血栓再次形成需要延长华法林应用时间，甚至是长期应用。现各指南预防LVT尚无标准方案，应用华法林预防LVT的研究均无获益，尚需要进行进一步的临床研究。

HIV感染相关动脉粥样硬化性心血管疾病已经成为艾滋病人群一个重要的健康问题。目前主要认为慢性炎症和免疫激活处于发病机制的中心环节，未来仍需更多研究工作进一步阐明其潜在机制。对HIV感染合并心肌梗死患者，HAART与合并用药间的药物相互作用也是临床管理的重点之一，特别是与抗血小板聚集药物之间的相互作用，需要心血管医生重视。

【参考文献】

1. 张仁芳，卢洪洲. 含整合酶抑制剂抗HIV单片复方制剂与中国HIV感染者常见合并用药的相互作用及临床管理. 中国艾滋病性病，2021，27（9）：1036-1039.

2. 兰岭，张抒扬. 人类免疫缺陷病毒感染者冠心病危险因素研究现况. 中华心血管病杂志，2014，42（11）：974-976.

3. 史博群，刘曦，蔡中兴，等. 急性心肌梗死后左心室血栓的研究进展. 中华心血

笔记

管病杂志，2021，49（8）：839-844.

4. 中华医学会热带病与寄生虫学分会艾滋病学组 . 人类免疫缺陷病毒 / 艾滋病抗病毒治疗换药策略专家共识 . 中华传染病杂志，2019，37（7）：397-402.

5. KOVACS L，KRESS T C，BELIN D E，et al. HIV，combination antiretroviral therapy，and vascular diseases in men and women. JACC Basic Transl Sci，2022，7（4）：410-421.

6. CORBACHO N，MUR I，MOLAS M E，et al. The pharmacological management of cardiovascular disease in people living with HIV（PLWH）. Expert Opin Pharmacother，2021，22（6）：743-753.

（王 茜 整理）

病例 6
HIV 感染合并室上性心动过速（左侧旁道）的射频消融治疗

病历摘要

【基本信息】

患者男性，56 岁，主因"间断心悸 1 年余"入院。

现病史：患者 1 年前无明显诱因突发心悸，伴胸闷，持续 10 余分钟后可自行缓解，病程中无胸痛、大汗，无恶心、呕吐、反酸、烧心，无头晕、黑蒙、晕厥。心悸每 1～2 个月发作 1 次，突发突止。2 个月前再发心悸，持续约 20 分钟不缓解，就诊于外院，行心电图提示室上性心动过速，心率 192 次/分，10 余分钟后自行缓解。复查心电图提示窦性心律，心率 99 次/分，为进一步诊治，门诊以"阵发性室上性心动过速"收入院。

既往史：外院诊断 HIV 感染病史 8 年，高效抗反转录病毒治疗

8 年，方案为替诺福韦、拉米夫定及依非韦伦，自诉目前 CD4$^+$T 淋巴细胞 700+ 个 /μL。慢性乙型病毒性肝炎病史 8 年，未治疗。

个人史：否认冶游史，否认吸烟史及嗜酒史。

【体格检查】

体温 36.2 ℃，脉搏 91 次 / 分，呼吸 19 次 / 分，血压 137/87 mmHg。正常病容，口唇无发绀，双肺呼吸音清，未闻及干湿啰音。心界不大，心率 91 次 / 分，心律齐，未闻及病理性杂音。腹部平坦，肝脾未触及，双下肢无水肿。

【辅助检查】

血常规：WBC 8.7 × 10^9/L，HGB 161 g/L，PLT 216 × 10^9/L。

电解质、肾功能：K$^+$ 3.81 mmol/L，CREA 88 μmol/L，URCA 285 μmol/L。

甲状腺功能：T3 1.18 ng/mL，T4 7.64 μg/dL，TSH 1.78 μIU/mL。

肝功能：ALT 32.8 U/L，AST 28.7 U/L，TBIL 9.3 μmol/L，DBIL 3.8 μmol/L。

血脂：TCHO 3.7 mmol/L，TG 1.47 mmol/L，HDL-C 0.85 mmol/L，LDL-C 2.38 mmol/L。

乙肝五项：乙肝表面抗原、乙肝 e 抗体、乙肝核心抗体阳性。

梅毒：梅毒甲苯胺红不加热血清试验阴性，梅毒血清特异性抗体测定（TPPA）弱阳性。

心电图（入院前 2 个月发作心动过速时）：窄 QRS 波，心动过速，心率 192 次 / 分（图 6-1）。

心电图（入院前 2 个月复律后）：窦性心律，心率 99 次 / 分，大致正常心电图（图 6-2）。

超声心动图：静息状态下心脏结构及血流未见明显异常。

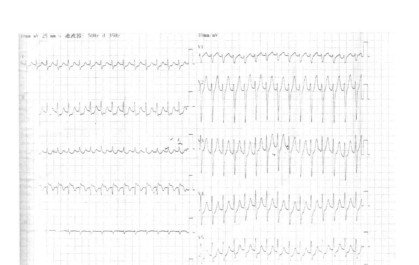

图 6-1　2 个月前发作心动过速时心电图

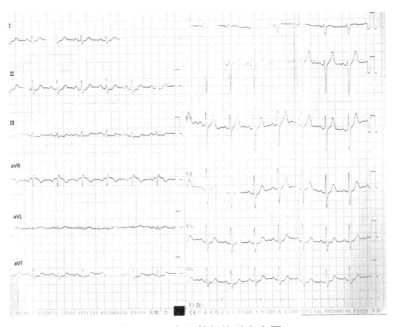

图 6-2　2 个月前复律后心电图

【诊断】

阵发性房室折返性心动过速，左前游离壁房室旁道；HIV 感染；慢性乙型病毒性肝炎；隐性梅毒。

【诊疗经过】

入院第 2 天行电生理检查 + 射频消融术：经左锁骨下静脉及右侧股静脉放置冠状窦及心室电极行心内电生理检查，CS9-10 刺激，S1S1 500 ms 可见左偏心传导，最早心室激动位于 CS1-2，S1S1 330 ms 可诱发心动过速，考虑为左侧二尖瓣环前壁房室旁道、房室折返性心动过速。终止心动过速后，继续行心室刺激，RVA S1S1 400 ms、350 ms 刺激室房 1∶1 逆传呈偏心传导，RVA S1S1 400 ms、350 ms 可诱发心动过速，EVA 位于 CS1-2，考虑为左侧二尖瓣环前游离壁房室旁道。在房间隔穿刺术后行二尖瓣环解剖学构建及电激动标测，于二尖瓣环距冠状窦口 6 cm 处标测到靶点，55 ℃ 35 W 放电 7 秒见旁道离断、室房分离，巩固消融后行电生理检查，CS9-10 S1S 1400 ms 可见前传文氏现象，RCA 刺激可见室房分离、旁道离断，消融成功。继续电生理检查未见跳跃现象及偏心传导。术后复查心电图正常，继续给予替诺福韦、拉米夫定及依非韦伦抗病毒治疗。住院期间未给予抗梅毒螺旋体治疗及抗乙肝病毒治疗。

【随访】

门诊随访 2 年，心动过速未再次发作。

出院后门诊给予青霉素抗梅毒螺旋体治疗，复查 TRUST 阴性，TPPA 弱阳性。

肝病科门诊随诊肝功能正常，HBV-DNA $< 1.0 \times 10^2$ IU/mL。

病例分析

患者为中年男性，近 1 年余反复发作心悸，心电图提示窄 QRS 波心动过速，V_1 导联逆行 P 波正向，考虑旁道在左侧，Ⅰ、aVL 导联逆行 P 波为负向，考虑旁道位于左侧游离壁；Ⅱ、Ⅲ、aVF 导联逆行 P 波为正向，RP` > 70 ms 且 $V_1RP` > V_6RP`$，为左偏心，考虑为左侧前壁游离壁旁道，折返环包括心房 - 房室结 - 心室 - 左侧旁道 - 心房，为顺向型房室折返性心动过速（anterograde atrioventricular reentrant tachycardia，AVRT）。对于血流动力学稳定的患者，可通过刺激迷走神经方法（刺激咽部致恶心、Valsalva 动作、按摩一侧颈动脉窦等）终止心动过速。在刺激迷走神经无效时，对于顺向性 AVRT，可选择作用于房室结或旁路的药物，首选维拉帕米或普罗帕酮，还可以使用地尔硫䓬或腺苷等。患者 HIV 感染病史 8 年，长期服用替诺福韦、拉米夫定及依非韦伦联合抗病毒治疗，必须考虑与抗反转录病毒药物的相互作用。根据药物的药代动力学及相关研究，依非韦伦会降低维拉帕米、普罗帕酮、地尔硫䓬的血药浓度，存在潜在风险；维拉帕米可能会增加替诺福韦的吸收，从而增加替诺福韦的药物浓度。基于避免药物相互作用的考虑，本例患者应尽早根治。

室上性心动过速患者的临床症状中，心悸症状约占 22%，胸闷约占 5%，心脏性猝死约占 0.2%。阵发性室上性心动过速特指房室结折返性心动过速（atrioventricular nodal reentrant tachycardia，AVNRT）和 AVRT。根据心电图考虑本例患者为 AVRT，后经电生理检查证实为左前游离壁房室旁道，标测到靶点，消融旁道，经验证消融成功。AVRT 的占比随年龄增长而降低。根据传导功能，可将 AVRT 的旁路分为显性旁路和隐匿性旁路。本例患者静息心电图无预激波表现，考虑为隐匿性旁路。隐匿性旁路常见于年轻患者，主要位于左侧游离壁（64%），较少位于间隔（31%）和右侧游离壁。虽然隐匿性旁路并不增加心脏性猝死的风险，但是少许隐匿性旁路可以导致无休止性心动过速，继而引起心动过速性心肌病，及时正确

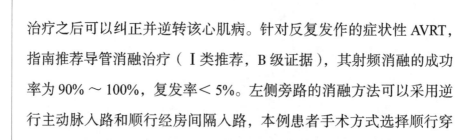

治疗之后可以纠正并逆转该心肌病。针对反复发作的症状性 AVRT，
指南推荐导管消融治疗（Ⅰ类推荐，B 级证据），其射频消融的成功
率为 90%～100%，复发率＜5%。左侧旁路的消融方法可以采用逆
行主动脉入路和顺行经房间隔入路，本例患者手术方式选择顺行穿
房间隔入路，手术过程顺利，无并发症出现，随诊两年无复发。

吴其明、宋毓青教授病例点评

本例患者为 AVRT 合并 HIV 感染、慢性乙型病毒性肝炎、隐性
梅毒等多种血液传播性疾病。虽然目前无相关文献报道以上疾病是
引起 AVRT 的直接危险因素，但是 AVRT 的存在可能影响上述疾病
的治疗：有文献报道替诺福韦可引起严重的低钾血症而诱发 AVRT；
抗逆转录病毒药物与抗心律失常药物之间存在药物相互作用；梅毒
治疗中部分患者会出现吉海反应，其典型症状为心动过速。随着疾
病的发展，可能需要抗乙肝病毒治疗，同样需要考虑药物相互作用。
因此，尽早根治室上性心动过速可使患者获益最大。

本例患者长期服用替诺福韦、拉米夫定及依非韦伦抗病毒治疗，
虽已进行射频消融治疗，但仍要警惕低血钾、期前收缩等与心律失
常相关的不良反应，需要更加严密监测血钾水平、定期评估期前收
缩负荷。

【参考文献】

1. 中华医学会心电生理和起搏分会，中国医师协会心律学专业委员会 . 室上性心动过
速诊断及治疗中国专家共识（2021）. 中华心律失常学杂志，2022，26（3）：202-262.
2. 陈新，黄宛 . 临床心电图学 . 北京：人民卫生出版社，2015：312-314.

（徐文晶　整理）

病例 7
艾滋病合并阵发性室上性心动过速射频消融治疗

病历摘要

【基本信息】

患者男性，67岁，主因"发作性胸闷6次"入院。

现病史：患者3年前劳累后出现胸前区闷堵感，无胸痛、放射痛，无头痛、头晕，无恶心、呕吐，无出汗，无咳嗽、咳痰、咯血，无反酸、烧心，无腹痛、腹泻，就诊于当地县医院，查心电图提示室上性心动过速。因艾滋病抗体阳性，未行射频消融术，给予静脉输液（具体用药不详）半小时后症状可缓解。之后上述症状再发4次，诱因、持续时间、缓解方式同前。12天前晚饭后上述症状再发，症状及性质同前，程度较前加重，伴有大汗，仍无胸痛，无头痛、头晕，无恶心、呕吐，无咳嗽、咳痰、咯血，无反酸、烧心，无腹痛、腹泻，就诊于外院，行食道调搏检查提示窦房结功能正常，房室结折返性心动过速（AVNRT），建议行射频消融术，因艾滋病抗体阳性转至我院。患者平时爬 4 层楼、提重 20 kg、快步走无不适。

既往史：发现高血压病史 10 余年，血压最高 180/95 mmHg，控制差，未规律服药，未规律监测血压，近 2 年口服厄贝沙坦 1 片，血压控制可（具体数值不详）。艾滋病病史 5 年，规律口服拉米夫定、富马酸替诺福韦二吡呋酯、依非韦伦。焦虑、失眠 5 年。否认输血及血制品史。

个人史：否认吸烟史，否认饮酒史。

【体格检查】

体温 36.8 ℃，脉搏 78 次 / 分，呼吸 16 次 / 分，血压 130/65 mmHg。神志清楚，查体合作。双肺呼吸音清，未闻及干湿啰音及胸膜摩擦音。心率 78 次 / 分，心律齐，各瓣膜听诊区未闻及病理性杂音。腹部平坦，全腹无压痛及反跳痛，双下肢无水肿。

【辅助检查】

电解质：K^+ 3.21 mmol/L。

入院心电图：见图 7-1。

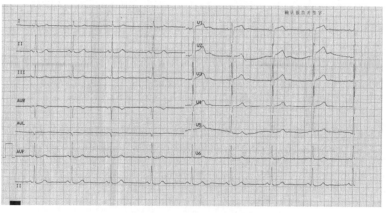

图 7-1　入院心电图

心动过速发作时心电图（图 7-2）：V_1 导联可见次 R 波，Ⅱ、Ⅲ、aVF 可见假性 S 波。

超声心动图：EF 68%，左室舒张末内径（LVEDD）56 mm，主动脉瓣反流（轻中度），二尖瓣反流（轻度）。

心电图平板运动试验：阴性。

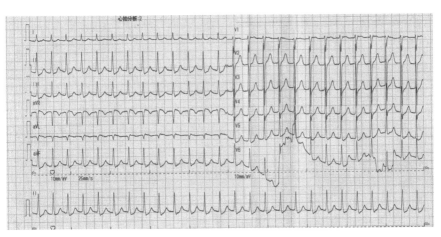

图 7-2　心动过速发作时心电图

【诊断】

阵发性室上性心动过速，房室结双径路，房室结折返性心动过速（慢快型）；高血压 3 级（很高危）；艾滋病；低钾血症；脂肪肝（轻度）；高脂血症；焦虑状态。

【诊疗经过】

患者为老年男性，间断发作性胸闷，应用药物或食道调搏后好转。外院食道调搏示窦房结功能正常、房室结折返性心动过速。患者心动过速心电图为窄 QRS 波心动过速，V_1 导联可见假 R 波，Ⅱ、Ⅲ、aVF 导联可见假性 S 波，心动过速时 RP′ 间期小于 90 ms，符合房室结折返性心动过速心电图特点，阵发性室上性心动过速诊断明确。入院后择期行心脏电生理检查＋射频消融术，心内电生理 S1S2 刺激见房室结前传跳跃现象并诱发心动过速，EAA 位于 HIS，激动呈 HAV 顺序，诊断房室结折返性心动过速（慢快型）明确。行慢径射频消融术后复查电生理，显示慢径路消失，未再诱发心动过速。

给予拉米夫定、富马酸替诺福韦二吡呋酯、依非韦伦抗逆转录病毒，厄贝沙坦降压，口服补钾治疗。患者血钾恢复正常，血压控制平稳，无胸闷症状后出院。

【随访】

随访 2 年患者无胸闷发生。

病例分析

美国的调查数据显示一般人群中室上性心动过速的患病率为 2.29‰，我国室上性心动过速的发生率约为 1.03‰，室上性心动过速患者每年的猝死率约为 0.01%。

阵发性室上性心动过速的主要病因如下。①心脏自身因素：主要为各种器质性病变，包括先天性心脏病、预激综合征、心肌炎、心内膜弹力纤维增生症等。②全身性因素：包括药物毒性作用、电解质紊乱、神经与体液调节功能失调。③其他因素：交感与副交感神经系统两者张力平衡时心电稳定，而当平衡失调时容易引起心律失常；但心脏以外的器官发生功能或结构病变时，也可导致心律失常，如甲状腺功能亢进、贫血、重度感染、脑卒中等。④诱发因素：常见于不良的生活方式，如经常熬夜、抽烟、酗酒、吸毒，喜欢喝浓咖啡、浓茶，剧烈运动、极限运动等；还见于精神因素，如工作生活压力大、身心疲劳或时常焦虑应激、情绪激动不稳定等；药物因素，包括抗心律失常药物和影响电解质的药物。

本例患者发生阵发性室上性心动过速的诱因有：①情绪因素：因罹患艾滋病而出现焦虑、失眠等；②低钾血症。研究报道在接受抗逆转录病毒治疗的艾滋病患者中，检测到的病毒载量与低钾血症相关，研究已确定 HIV 在其生命周期的不同时期利用不同的细胞钾通道。内向整流型钾离子通道（Kir）家族、G 蛋白偶联（GIRK）、ATP 敏感（KATP）性钾通道的家族成员参与了 HIV 的进入，并观察到阻断这些钾通道可以抑制细胞膜去极化，从而抑制 HIV 进入和病毒释放。抗病毒药物减少钾外流导致血清钾降低，文献报道替诺福韦可引起严重的低钾血症。本例患者抗逆转录病毒治疗方案中有替诺福韦，低钾血症不排除药物因素。

文献报道艾滋病、淋巴瘤患者有房室结、传导系统的破坏，原发性心脏淋巴瘤合并艾滋病侵蚀心脏时患者可出现心动过速和心动过缓等心律失常。药物因素也可导致心律失常的发生，研究表明依非韦伦治疗组心律失常发生率高于对照组（69.42% *vs.* 52.60%，*P*=0.032），应用依非韦伦治疗 HIV 感染患者常见的心律失常为室性期前收缩、房性期前收缩。本例患者并无心脏淋巴瘤，考虑房室结双径路与 HIV 感染无关。

根据指南，症状性房室结折返性心动过速患者的治疗首选导管消融治疗，可以明显改善患者生存质量，导管消融房室结慢径治疗房室结折返性心动过速安全有效，联合应用解剖和激动标测的方法进行房室结慢径消融成功率约为 97%，复发率为 1.3% ～ 4.0%，房室传导阻滞风险 ＜ 1%。本例患者反复发作阵发性室上性心动过速，行射频消融治疗，随访患者无复发，治疗效果满意。

吴其明、宋毓青教授病例点评

通过本病例我们可以认识到艾滋病的抗病毒治疗药物有导致心律失常发生的可能，艾滋病患者常常合并情绪异常、低钾血症等可能为诱发心律失常的因素，临床工作中应加强艾滋病合并心律失常的认识以及与艾滋病患者的心理沟通，监测血钾，维持血钾在正常范围，控制好诱因，尽量减少心律失常的发生。对于阵发性室上性心动过速，导管消融是根治艾滋病患者室上性心动过速安全有效的手段。

【参考文献】

1. HOPPE L K, MUHLACK D C, KOENIG W, et al. Association of abnormal serum potassium levels with arrhythmias and cardiovascular mortality: a systematic review and meta-analysis of observational studies. Cardiovasc Drugs Ther, 2018, 32 (2): 197-212.

2. NG S, KRISNADI C, LOW R, et al. Tachy- and bradyarrhythmia as an initial presentation of human immunodeficiency virus-related primary cardiac lymphoma: a case report. Eur Heart J Case Rep, 2019, 3 (4): 1-7.

3. CHENG T. Supraventricular tachycardia in a human immunodeficiency virus-infected man. J Cardiol. 1999, 33 (1): 21-26.

4. ZAHRA H, REZA M, SEYED-ALI D M, et al. Association between exposure to efavirenz and substrates of dysrhythmia in HIV-infected young adults. Clin Cardiol, 2021, 44 (10): 1448-1456.

5. 余淼, 夏雨, 方丕华. 2019 ESC 室上性心动过速患者管理指南解读 (2). 中国心脏起搏与心电生理杂志, 2020, 34 (1): 60-62.

6. GARZA T O, PEREZ A, PEREZ M, et al. Serum electrolytes and renal alterations in HIV-seropositive Mexican subjects. Medicine (Baltimore), 2021, 100 (20): e26016.

7. DUBEY R C，MISHRA N，GAUR R. G protein-coupled and ATP-sensitive inwardly rectifying potassium ion channels are essential for HIV entry. Sci Rep，2019，9（1）：4113.

8. TAI C C，CHOU R Y，GUO J Y，et al. Severe acute hypokalaemia associated with piperacillin/tazobactam in an HIV-infected patient under antiretroviral therapy with tenofovir alafenamide：case report and literature review. Sex Health，2020，17（2）：194-197.

9. 中华医学会心电生理和起搏分会，中国医师协会心律学专业委员会. 室上性心动过速诊断及治疗中国专家共识（2021）. 中华心律失常学杂志，2022，26（3）：202-262.

10. HOSSEINI Z，MOLLAZADEH R，DEHGHAN-MANSHADI S A，et al. Association between eposure to efavirenz and substrates of dysrhythmia in HIV-infected young adults. Clin Cardiol，2021，44（10）：1448-1456.

（李志昭　整理）

病例 8
HIV 感染合并室性期前收缩性心肌病射频消融治疗

病历摘要

【基本信息】

患者男性，36岁，主因"间断心前区不适20天"入院。

现病史：患者20天前无明显诱因出现心前区不适，性质难以描述，无胸闷、胸痛，未感觉明显心悸，无消瘦易怒，无头晕、黑蒙，无意识丧失、大小便失禁，无腹痛、腹胀，每次持续数小时可自行缓解，就诊于外院，心电图示窦性心律频发室性期前收缩二联律。动态心电图示窦性心律、房性期前收缩、频发室性期前收缩（成对、二联律、三联律、间位室性期前收缩），阵发性室性心动过速，最长约20分钟，未见ST-T改变。诊断为持续性室性心动过速。近20天共发作3次，每次发病性质、持续时间、缓解因素相同，给予美西律 200 mg 1 日 3 次口服，患者室性期前收缩无减少，外院拟行射频消融治疗。术前发现 HIV 抗体阳性，现为行射频消融术转入我院。

既往史：自身免疫性甲状腺炎 10 余年。8 年前于我院诊断 HIV 感染，长期服用替诺福韦、拉米夫定、依非韦伦抗病毒治疗。否认高血压、冠心病、糖尿病病史。

个人史：吸烟史 10 余年，20 支 / 日，偶有饮酒史。否认冶游史。

【体格检查】

脉搏 63 次 / 分，血压 132/84 mmHg，神志清楚，双肺呼吸音清，未闻及干湿啰音及胸膜摩擦音。心界向左侧扩大，心率 63 次 / 分，心律不齐，可及期前收缩 7 ~ 8 次 / 分，腹部平坦，全腹无压痛及反跳痛，双下肢无水肿。

【辅助检查】

HIV-RNA 病毒载量小于 40 copies/mL，$CD4^+T$ 淋巴细胞 1357 个 /μL，BNP 890 pg/mL。

入院心电图（图 8-1）：窦性心律，频发室性期前收缩二联律。

动态心电图（图 8-2）：窦性心律，房性期前收缩，频发新室性期前收缩（成对、二联律、三联律、间位室性期前收缩），阵发性室性心动过速，最长约 20 分钟，未见 ST-T 改变，监测 23 小时，总心搏 114 415 次，室性期前收缩 54 901 次，室性期前收缩负荷 48%。

超声心动图（术前）：左室增大，左室舒张末期内径（LVEDD 59 mm），左室壁运动弥漫减低，左心功能减低，二尖瓣反流（轻度），EF 38%。

超声心动图（术后 3 天）：左室增大（LVEDD 57 mm），左室壁运动弥漫减低，左心功能减低，二尖瓣反流（轻度），EF 41%。

动态心电图（术后）：窦性心律，偶有室性期前收缩 1 个（图 8-3）。

超声心动图（术后6天）：LVEDD 55 mm，左室收缩末期内径 41 mm，EF 50%。

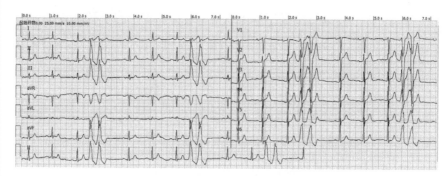

图 8-1　入院心电图

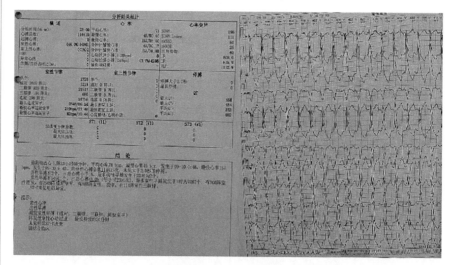

图 8-2　动态心电图

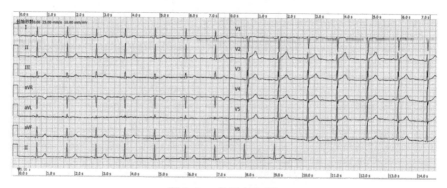

图 8-3　术后心电图

【诊断】

持续性室性心动过速（右室流出道起源室性期前收缩），频发室性期前收缩，室性期前收缩性心肌病，心脏扩大，心功能Ⅱ级（NYHA 分级）；房性期前收缩；HIV 感染。

【诊疗经过】

患者为青年男性，既往否认高血压、冠心病、糖尿病等病史，主要表现为心前区不适，性质难以描述，心电图示窦性心律、频发室性期前收缩二联律；动态心电图示频发室性期前收缩（成对、二联律、三联律、间位室性期前收缩）、阵发性室性心动过速，最长约 20 分钟，监测 23 小时，总心搏 114 415 次，室性期前收缩 54 901 次，室性期前收缩负荷 48%；超声心动图示左心室增大、左室壁运动弥漫减低、左心功能减低、二尖瓣反流（轻度）、EF 38%；化验 BNP 明显增高。结合患者表现、心脏结构变化，患者无高血压病史，可排除高血压心脏病；结合冠状动脉造影（CAG）可排除缺血性心肌病；结合超声心动图可排除瓣膜性心脏病。

入院后完善术前检查，入院当天行室性期前收缩、室性心动过速电生理检查＋射频消融术，患者频发室性期前收缩、持续性室性心动过速，多源形态，单一形态为主，室性期前收缩心电图Ⅱ、Ⅲ、aVF 导联呈 R 型，$V_1 \sim V_3$ 导联呈 RS 型，$V_4 \sim V_6$ 导联呈 R 型，Ⅰ 导联呈 RSR′ 型、aVL 导联呈 QS 型，考虑为右室流出道室性期前收缩。术中标测靶点位置于右心室流出道后侧壁、室性期前收缩激动早于标测电极 125 ms，于靶点位置放电消融 10 s 室性期前收缩消失，于靶点对应左室流出道部位巩固消融，术后行心室刺激、静脉滴注异丙肾上腺素均未能诱发室性心动过速、室性期前收缩。后行 CAG 检查示冠状动脉未见狭窄。术后 3 天复查超声心动图示 EF 41%，术后 6 天复查超声心动图示 EF 50%。复查动态心电图无室性期前收缩。患者痊愈出院。

【随访】

随访未再发作室性期前收缩，心功能恢复正常。

病例分析

本例患者为 HIV 感染患者，有心前区不适表现，动态心电图示频发室性期前收缩、持续性室性心动过速，超声心动图示左室扩大、弥漫室壁运动减低、EF 下降，室性期前收缩消融后，患者心脏结构很快恢复正常。有研究发现，HIV 患者室性期前收缩、室性心动过速的发生率与无 HIV 感染者无显著差异，但起源部位可能不同，HIV 感染者起源于左室可能更多。心力衰竭的病因考虑与室性期前收缩性心肌病有关。室性期前收缩是十分常见的心律失常，在普通人群中发生率为 1% ~ 4%，而在接受动态心电图检查的人群中，室性期前收缩的检出率可高达 75%。青年患者的症状性室性期前收缩多是特发性的，且起源于流出道更常见。有研究表明，高室性期前收缩负荷，与室性期前收缩所致心肌病独立相关。2011 年，美国心律学会联合欧洲心律学会首次正式提出致心律失常性心肌病（arrhythmogenic cardiomyopathy，ACM）的定义，可累及左心室、右心室或双心室。2018 年《中国扩张型心肌病诊断和治疗指南》将快速心律失常性心肌病归类为"获得性心肌病"，常合并的心律失常表现包括心房颤动、传导阻滞和（或）室性心律失常。ACM 诊断前需排除缺血性心肌病、高血压心脏病或瓣膜性心脏病。本例患者频发室性期前收缩，持续发作室性心动过速，室性期前收缩负荷 48%，合并左心大、EF 下降，无高血压病史，CAG 排除缺血，超声心动图排除瓣膜病，室性期前收缩消融后心脏结构很快恢复，EF 正常，考虑室性期前收缩性心肌病诊断明确。

ACM 患者药物治疗包括应用抗心律失常药物及治疗心力衰竭的药物，治疗目的是改善左心室及右心室功能以及预防恶性心律失常事件。对于反复发作的持续性单形性室性心动过速的 ACM 患者，如果胺碘酮治疗无效或不能耐受，导管消融治疗是减少室性心动过速发作和植入型心律转复除颤器放电的合理方法。对于室性期前收缩或非持续性室性心动过速负荷较重的症状性 ACM 患者，如果 β 受体阻滞剂和（或）其他抗心律失常药物治疗无效或不能耐受，心内膜 / 心外膜联合导管消融治疗是合理的。对于反复发作的持续性室性心动过速的 ACM 患者，在药物治疗辅助下可尝试进行导管消融。《2022 年ESC 室性心律失常患者管理和心源性猝死预防指南》推荐导管消融作为起源于右室流出道或左室分支的症状性、特发性室性心动过速 / 室性期前收缩的一线治疗。本例患者应用美西律控制室性期前收缩效果不佳，因起源于右室流出道部位，消融效果确切，术后恢复良好。

🗒 吴其明、宋毓青教授病例点评

本例患者为青年男性，既往有 HIV 感染病史，抗病毒治疗效果好，因心前区不适就诊，室性期前收缩负荷 48%，并出现心脏扩大、EF 下降，药物治疗无效。射频消融治疗使心脏结构及功能完全恢复正常，避免了长期口服药物产生的副作用，达到了根治目的。

室性期前收缩性心肌病通常是一种回顾性的诊断，通过射频消融治疗后心脏结构及功能的改善得以明确。

【参考文献】

1. ACKERMAN M J, PRIORI S G, WILLEMS S, et al. HRS/EHRA expert consensus statement on the state of genetic testing for the channelopathies and cardiomyopathies: this document was developed as a partnership between the Heart Rhythm Society (HRS) and the European Heart Rhythm Association (EHRA). Europace, 2011, 13 (8): 1077-1109.

2. 廖玉华. 中国扩张型心肌病诊断和治疗指南: 创新与转化. 中国循环杂志, 2019, 34 (z1): 120-121.

3. TOWBIN J A, MCKENNA W J, ABRAMS D J, et al. 2019 HRS expert consensus statement on evaluation, risk stratification, and management of arrhythmogenic cardiomyopathy. Heart Rhythm, 2019, 16 (11): e301-e372.

4. SANTANGELI P, ZADO E S, SUPPLE G E, et al. Long-term outcome with catheter ablation of ventricular tachycardia in patients with arrhythmogenic right ventricular cardiomyopathy. CircArrhythm Electrophysiol, 2015, 8 (6): 1413-1421.

5. ZEPPENFELD K, TFELT H J, DE R M, et al. 2022 ESC guidelines for the management of patients with ventricular arrhythmias and the prevention of sudden cardiac death. Eur Heart J, 2022, 43 (40): 3997-4126.

6. MEYER A, DANDAMUDI S, ACHENBACH C, et al. Ventricular ectopy and arrhythmia characteristics for persons living with HIV and uninfected controls. J Int Assoc Provid AIDS Care, 2019, 18: 2325958219852123.

7. FEINSTEIN M J, HABERLEN S A, ASHIKAGA H, et al. Ventricular ectopy and arrhythmia by HIV serostatus, viremia, and CD4[+] cell count. AIDS, 2021, 35 (5): 846-849.

8. MULDER B A, RIENSTRA M, BLAAUW Y. Evaluation and treatment of premature ventricular contractions in heart failure with reduced ejection fraction. Heart, 2021, 107 (1): 10-17.

（陈永福　整理）

病例 9
HIV 感染合并扩张型心肌病

病历摘要

【基本信息】

患者男性，63 岁，主因"发现心电图异常 10 年，间断憋气 10 余天"入院。

现病史：10 年前患者体检发现心电图 Ⅱ、Ⅲ、aVF、$V_6 \sim V_9$ 导联病理性 Q 波，于外院行冠状动脉造影，自述"未见异常"，未进一步治疗。入院前 10 天，患者劳累后出现憋气，剑突下为著，发作时伴咽部紧缩感，持续 10 分钟，含服丹参滴丸后症状缓解，无心悸、头晕、黑蒙、晕厥，无胸痛，无恶心、腹痛，无咳嗽、咳痰、咯血。入院前 5 天症状再发，性质同前，持续时间较前延长，约 20 分钟，含服丹参滴丸约 10 分钟后症状仍可缓解。入院当天就诊于我院门诊，

笔记

63

查心电图（图 9-1）提示心房颤动，Ⅱ、Ⅲ、aVF、$V_6 \sim V_9$ 导联病理性 Q 波，Ⅰ、aVL、$V_4 \sim V_6$ 导联 T 波倒置，心率 88 次 / 分。超声心动图提示（图 9-2）节段性室壁运动异常，左心、右房增大，左房 60 mm，室间隔增厚（IVS 12 mm），二尖瓣反流（重度），三尖瓣反流（重度），肺动脉高压（轻度），左室心尖圆钝、扩张，LVEDD 72 mm，左心功能减低，EF 38%，少量心包积液，门诊以"不稳定型心绞痛、冠心病"收入院。

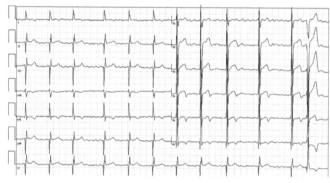

图 9-1　入院当天心电图

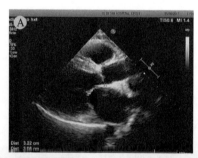

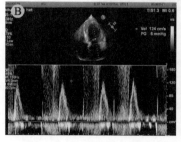

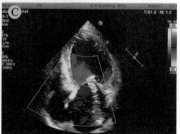

图 9-2　超声心动图

既往史：发现 HIV 感染 10 年，口服"齐多夫定、拉米夫定、奈韦拉平"早、晚各 1 片抗病毒治疗 10 年，近 3 年复查 HIV 病毒载量结果均正常，CD4$^+$T 淋巴细胞计数 345 ～ 441 个 /μL。2 年前诊断脑梗死，目前未遗留后遗症，长期口服阿司匹林、阿托伐他汀。

个人史：否认高血压、糖尿病病史，否认冶游史，吸旱烟 10 余年，戒烟 20 余年，无嗜酒史，已婚。

【体格检查】

体温 36.3 ℃，脉搏 72 次 / 分，呼吸 19 次 / 分，血压 125/74 mmHg。神志清楚，慢性病容，双肺叩诊呈清音，双肺呼吸音清，未闻及干湿啰音及胸膜摩擦音。心界向左侧扩大，心率 78 次 / 分，心律不齐，各瓣膜听诊区未闻及病理性杂音。腹部平坦，四肢、关节未见异常，活动无受限，双下肢无水肿。

【辅助检查】

心肌损伤标志物：hsTnI 0.052 ng/mL（峰值）。

BNP：299 pg/mL。

血脂：TCHO 3.02 mmol/L，TG 1.01 mmol/L，HDL-C 0.85 mmol/L，LDL-C 1.51 mmol/L。

电解质：K$^+$ 3.37 mmol/L，Na$^+$ 141 mmol/L，Mg^{2+} 0.57 mmol/L。

乙肝五项：乙肝表面抗体（HBsAb）、乙肝核心抗体（HBcAb）、乙肝 e 抗体（HBeAb）阳性，乙肝表面抗原（HBsAg）、乙肝 e 抗原（HBeAg）阴性。

梅毒：TRUST 阴性，TPPA 阴性。

HIVRatio 0.47，CD4$^+$T 淋巴细胞 413 个 /μL，CD8$^+$T 淋巴细胞 876 个 /μL。

入院第 3 天动态心电图：心房颤动，频发室性期前收缩 1557 个

（占总心搏的 2%），部分成对，部分二联律，ST-T 异常改变（图 9-3）。

动态血压：血压水平及负荷正常，血压昼夜节律为反勺型。

腹部超声：肝多发囊肿，左肾囊肿。

颈动脉、椎动脉、锁骨下动脉：双侧颈动脉粥样硬化伴多发斑块形成，双侧椎动脉阻力指数增高。

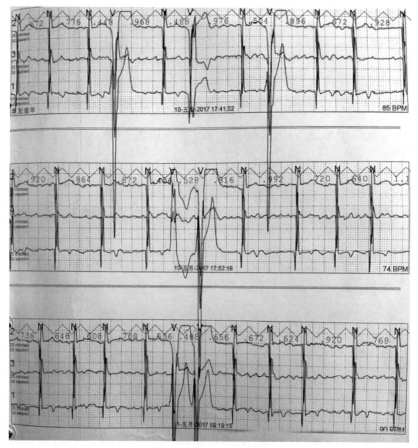

图 9-3　动态心电图

【诊断】

扩张型心肌病，心界向左侧扩大，二、三尖瓣重度反流，心房颤动，心功能 Ⅱ 级（NYHA 分级）；HIV 感染；陈旧性脑梗死；高脂血症；外周动脉粥样硬化；肝囊肿；肾囊肿。

【诊疗经过】

患者入院后无憋气发作，BNP 最高 299 pg/mL，hsTnI 最高 0.052 ng/mL，心电图及动态心电图提示心房颤动、频发室性期前收缩，入院后行冠状动脉造影（CAG）提示冠状动脉未见粥样斑块及狭窄（图 9-4），超声心动图提示左心扩大（LVEDD 72 mm），二、三尖瓣重度反流（非瓣膜性），心肌收缩功能降低（EF 38%），少量心包积液。结合患者病史、体格检查及其他辅助检查结果，考虑为扩张型心肌病，给予卡维地洛、贝那普利、螺内酯减少心肌损伤、延缓心肌重构治疗。CHADS2-VASc 评分为 4 分，予以达比加群抗凝治疗。发现 HIV 感染 10 年，CD4$^+$T 淋巴细胞均 > 250 个 /μL，诊断 HIV 感染，继续给予抗病毒治疗（ART），患者症状好转出院。

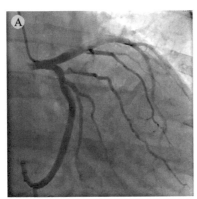
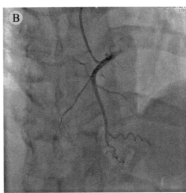

图 9-4　冠状动脉造影

【随访】

门诊随访 2 年，间断因劳累后憋气就诊于心内科，平地行走 500 ～ 1000 米即感轻度胸闷，调整心力衰竭用药，规律口服达比加群、洛丁新、卡维地洛、呋塞米、螺内酯等药物，可从事日常活动。感染科门诊随诊，继续原抗病毒治疗方案。

病例分析

　　患者为老年男性，本次因憋气起病，10 天内发作 2 次，均发生在劳累后，位于剑突下，发作时伴咽部紧缩感，含服丹参滴丸可缓解症状。门诊及住院多份心电图：心房颤动，室性期前收缩，Ⅱ、Ⅲ、aVF 导联病理性 Q 波，ST-T 无动态演变，心肌损伤标志物基本正常。超声心动图：左心（LVEDD 72 mm，LAA 60 mm）、右房增大，室间隔增厚，二、三尖瓣反流（重度），肺动脉高压（轻度），左室壁运动减低，左室收缩功能减低，EF 38%，少量心包积液。结合患者 10 年前外院冠状动脉造影未见异常，初步考虑非缺血性心肌病、扩张型心肌病可能性大，先予以纠正心力衰竭，择期完善 CAG，结果提示冠状动脉未见狭窄，结合患者病史、实验室检查及其他辅助检查结果，临床诊断为扩张型心肌病、心房颤动、心力衰竭。

　　患者 HIV 感染病史 10 年，扩张型心肌病病因诊断要考虑 HIV 感染相关心肌病可能，HIV 感染者心肌病的临床表现与非 HIV 感染者相似。在强效 ART 普及前，有临床症状的心肌病比组织病理学和心血管成像检查异常更少见，有研究报道其在 AIDS 患者中发生率为 1%～3%，在新发病例中发生率为 1%～2%。南非一项关于新诊断心脏疾病患者的研究显示，在纳入的 518 例 HIV 感染者中，心肌病（左心室功能障碍或扩张）是最常见的初始诊断，占 38%。HIV 感染相关心肌病的病理生理学尚不清楚，但可能涉及多种因素。内皮细胞是 HIV 的储存库，炎症可使其产生多种细胞因子，如 TNF、IL-6 和自由基，进而引起心肌功能障碍。虽然 HIV 有可能直接感染心肌细胞，但由于心肌细胞缺乏 HIV 受体，因此该观点存在争议。也有证据显示，HIV 感染通过释放炎症细胞因子导致心肌纤维化、细胞凋亡和心脏脂肪变性，从而引起心肌功能障碍。因缺乏 10 年前超声心动图等检查资料，本例患者 HIV 感染与心脏大、心衰因果关系不明确。心肌功能障碍的其他可能原因包括某些抗逆转录病毒药物导致的线粒体损伤，如核苷类逆转录酶抑制剂。有研究显示，齐多夫定可使小鼠产生心肌病，伴线粒体病理性改变。据报道，有心肌病的 HIV 感染者心肌活检显示线粒体有相似的超微结构改变，且有一例患者在停止齐多夫定治疗后发生了心功能不全逆转。本例患者的抗病毒方案为齐多夫定 + 拉米夫定 + 奈韦拉平（AZT+3TC+NVP），当考虑到可能的心肌病潜在病因时，应及时停用齐多夫定，优化抗病毒方案。

📋 吴其明、宋毓青教授病例点评

本病例的难点在于扩张型心肌病的病因诊断是否为继发性，即 HIV 感染相关心肌病（HIV 心肌病）。HIV 心肌病的病因学和发病机制一直是人们极为关注的问题。对 HIV 感染者早期进行心脏评估，可以帮助临床医生及早做出病因分析。

ART 可降低 HIV 感染相关心肌病总体并发症发生率和死亡率，但尚无明确的直接证据表明 ART 可使心肌病改善，在强效 ART 问世后，HIV 感染相关心肌病的患病率下降，提示 ART 具有益处。但药物的心脏毒性可能促进 HIV 感染者发生心肌病，应纠正已发现的心肌病潜在病因，如停用与心肌病有关的药物。

笔记

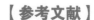

【参考文献】

1. MATHEW T, WILLIAMS L, NAVARATNAM G, et al. Diagnosis and assessment of dilated cardiomyopathy: a guideline protocol from the british society of echocardiography. Echo Res Pract, 2017, 4（2）: G1-G13.

2. 宋林, 孙益, 余路阳. 艾滋病鸡尾酒疗法引发心血管病研究进展. 中国细胞生物学学报, 2016, 38（9）: 1128-1133.

3. FRUSTACI A, PETROSILLO N, FRANCONE M, et al. Biopsy-proven autoimmune myocarditis in HIV-associated dilated cardiomyopathy. BMC Infect Dis, 2014, 14: 729.

4. NELSON M D, SZCZEPANIAK L S, LABOUNTY T M, et al. Cardiac steatosis and left ventricular dysfunction in HIV-infected patients treated with highly active antiretroviral therapy. JACC Cardiovasc Imaging, 2014, 7（11）: 1175-1177.

5. HSU J C, LI Y, MARCUS GM, et al. Atrial fibrillation and atrial flutter in human immunodeficiency virus-infected persons: incidence, risk factors, and association with markers of HIV disease severity. J Am Coll Cardiol, 2013, 61（22）: 2288-2295.

（韩晓涛 整理）

病例 10
艾滋病合并扩张型心肌病植入 CRT-D

病历摘要

【基本信息】

患者男性，56岁，主因"体检发现心脏扩大4年，夜间憋醒2周"入院。

现病史：4年前患者于外院体检行超声心动图时发现左室扩大，左室舒张末期内径（LVEDD）59 mm，EF 60%，因无症状未重视及诊治。1个月前患者无明显诱因出现咳嗽，咳白色黏痰、量中等，无发热，伴喘息，无胸痛，无恶心、呕吐，无腹痛、腹泻，未诊治。3周前就诊于外院，完善相关检查，诊断为急性支气管炎，给予拉氧头孢、氨溴索等药物治疗，咳嗽、咳痰较前好转。2周前再次出现咳嗽、咳痰，且症状加重，为大量白色黏痰，无痰中带血，伴夜间睡

71

眠中憋醒，坐起后好转，无心悸、胸痛、大汗，于老年病医院就诊，彩超提示双侧胸腔积液（右侧 3.6 cm、左侧 6.3 cm），腹腔微量积液，BNP 3849.20 pg/mL。为进一步诊治收入我院。

既往史：3 年前于我院查 HIV 抗体阳性，诊断为艾滋病，查 CD4+T 淋巴细胞 1 个 /μL，TPPA（+），TRUST 1：4，同时诊断为隐性梅毒、淋巴结结核，给予 RHZE（利福平、异烟肼、乙胺丁醇、吡嗪酰胺）抗结核方案治疗好转后停用（具体时间不详），给予司他夫定、拉米夫定、奈韦拉平抗 HIV 治疗。2 年前因为皮疹、肝功能损害改用替诺福韦、拉米夫定、依非韦伦抗病毒治疗。2 个月前复查 CD4+T 淋巴细胞 359 个 /μL，HIV-RNA 阴性。否认高血压、冠心病、糖尿病病史，否认其他传染病病史，否认食物、药物过敏史，否认手术、外伤史。

个人史：吸烟史 30 余年，20～40 支 / 日，偶尔饮酒。否认冶游史。

【体格检查】

体温 36.5 ℃，脉搏 102 次 / 分，呼吸 24 次 / 分，血压 110/70 mmHg。神志清楚，慢性病容，周身未见皮疹，未见淤点、淤斑及皮下出血，全身浅表淋巴结未触及异常肿大。口腔黏膜未见溃疡，颈软、无抵抗，右肩胛下角线第 9～第 10 肋间、左肩胛下角线第 8～第 9 肋间叩诊浊音，双肺呼吸音粗，双下肺呼吸音减低，可闻及少量湿啰音，未闻及干鸣音及胸膜摩擦音。心律齐，各瓣膜听诊区未闻及病理性杂音。腹部饱满，无压痛及反跳痛，移动性浊音阴性。四肢、关节未见异常，活动无受限，双下肢中度水肿。

【辅助检查】

血常规：WBC 15.3×10^9/L，NE% 80%，PLT 161×10^9/L，HGB 146 g/L。

PCT：1.23 ng/mL。

CRP：55 mg/L。

结核抗体：阴性。

血气分析：PCO_2 4.37 kPa，SO_2 95.10%，HGB 135.60 g/L，K^+ 3.82 mmol/L，Ca^{2+} 1.197 mmol/L，BE −1.00 mmol/L，HCO_3^- 22.20 mmol/L，PO_2 9.58 kPa，pH 7.449。

乳酸：2.56 mmol/L。

电解质＋肾功能＋血糖：K^+ 3.45 mmol/L，URCA 457.0 μmol/L，GLU 11.40 mmol/L，Na^+ 140.3 mmol/L，Cl^- 105.0 mmol/L，Ca^{2+} 2.19 mmol/L，UREA 4.57 mmol/L，CREA 66.1 μmol/L，TCO_2 23.1 mmol/L，NH_3 22.00 μmol/L，AG 15.65 mmol/L，Mosm 300.53，eGFR 102.95 mL/（min·1.73 m^2）。

$CD4^+$ T 淋巴细胞：234 个 /μL。

心肌损伤标志物：hsTnI 0.075 ng/mL，MYO 44.20 ng/mL，CK-MB 1.90 ng/mL。

BNP：4812.90 pg/mL。

肺炎支原体抗体测定：阳性（1 ：2560）。

心电图（图 10-1）：窦性心动过速，心率 113 次 / 分，完全性左束支传导阻滞，QRS 波时限 178 ms。

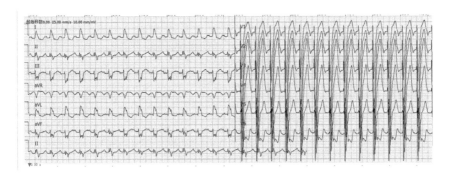

图 10-1　入院心电图

胸部 CT 平扫：右肺上叶小结节，炎性结节？两肺小叶间隔增厚，间质水肿可能；左肺舌段炎性实变、两肺下叶轻度间质改变；左肺肺大疱；心影增大、心包积液；双侧胸腔积液。纵隔多发肿大淋巴结。

超声心动图：左心增大（LVEDD 74 mm），弥漫性室壁运动减低，左心功能显著减低（EF 22%），二尖瓣反流（轻度），主动脉瓣钙化（图 10-2）。

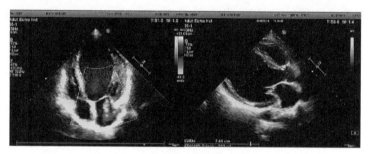

图 10-2 入院超声心动图：左室扩大

【诊断】

慢性心力衰竭急性加重，扩张型心肌病，心脏扩大，窦性心律，完全性左束支传导阻滞，心功能Ⅳ级；艾滋病；细菌性肺炎；支原体肺炎；高乳酸血症；低氧血症；低钾血症；晚期隐性梅毒。

【诊疗经过】

患者为中年男性，既往 HIV 抗体阳性病史 3 年，4 年前超声心动图检查有左室扩大，1 个月前活动耐量下降，2 周前肺部感染加重后出现夜间阵发性呼吸困难，入院心电图示窦性心律、完全性左束支传导阻滞，考虑诊断为慢性心力衰竭急性加重、扩张型心肌病的可能性大，入院后给予一般支持治疗，监测出入量及肝肾功能、BNP 等指标变化。入院后肺炎支原体抗体测定阳性（1∶2560），给予头孢米诺加阿奇霉素口服抗感染，继续口服拉米夫定、依非韦伦、富马酸替诺福韦二吡呋酯抗逆转录病毒治疗。

　　心力衰竭治疗：给予呋塞米、螺内酯利尿，加用培哚普利、卡维地洛，患者胸闷缓解，能够平卧，咳嗽、咳痰消失，体温正常，胸腔积液、下肢水肿消退。于入院后第 12 天，行心脏再同步化并心脏复律除颤器（CRT-D）植入术，术中左心室电极植入冠状静脉分支左心室后静脉，右室除颤电极植入右心室中位间隔部，右心房电极植入右心耳部位，测试参数均合格，患者术中出现高度房室传导阻滞（图 10-3），应用右室电极作为临时起搏电极。术后常规换药，继续优化药物治疗心力衰竭。术后心动图（图 10-4）示 QRS 波时限降至 146 ms。术后 10 天复查超声心动图（图 10-5）：左心增大（LVEDD 71 mm），左心室壁运动弥漫减低，二尖瓣反流（轻度），左心室收缩功能减低，EF 28%。患者诉体力明显改善，给予拆线后出院。

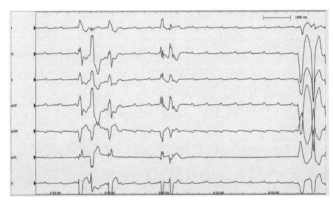

图 10-3　CRT-D 术中高度房室传导阻滞心电图

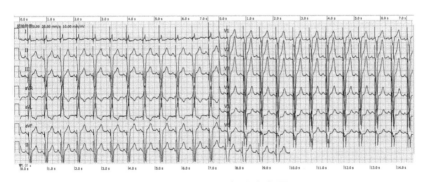

图 10-4　CRT-D 术后心电图

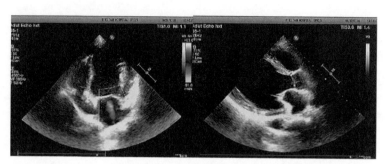

图 10-5　CRT-D 术后 10 天超声心动图：左室较前缩小

【随访】

术后 30 天患者活动耐力明显改善，无胸闷、喘憋发作，复查超声心动图（图 10-6）示左心增大（LVEDD 65 mm），二尖瓣反流（轻度），左室收缩功能减低，EF 42%。术后半年，超声心动图示左心室继续缩小（图 10-7）。术后 1 年超声心动图基本正常（图 10-8），BNP 降至正常（图 10-9），活动耐量正常，无胸痛、胸闷，多次建议患者完善冠状动脉造影检查，患者拒绝。

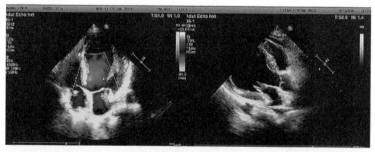

图 10-6　CRT-D 术后 30 天超声心动图：左室较前进一步缩小

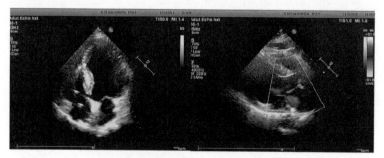

图 10-7　CRT-D 术后半年超声心动图：左室较前进一步缩小

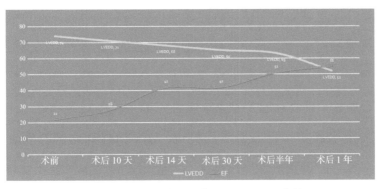

图 10-8　CRT-D 术后 1 年 LVEDD 及 EF 变化

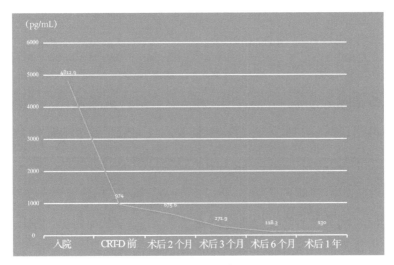

图 10-9　BNP 变化

病例分析

　　患者为 HIV 感染者，此次慢性心力衰竭急性发作。关于心力衰竭的病因，考虑：①缺血性心肌病。HIV 感染会加速动脉粥样硬化的进展，且 HIV 合并冠心病的比例较高，尸检证实 HIV 阳性人群中最常见的心源性猝死原因是隐匿性药物过量，其次为冠心病（23%）、心肌病（11%）、心肌肥厚（6%）、肾功能衰竭（6%）。本例患者平

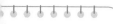

素无慢性或急性冠状动脉缺血症状，心电图未见明显异常 Q 波，超声未见节段室壁运动异常，且治疗后心脏功能基本恢复，但患者拒绝行冠状动脉造影，没有影像学证据支持诊断，故不能完全排除缺血性心肌病。②扩张型心肌病。既往有高效抗逆转录病毒治疗药物齐多夫定引起扩张型心肌病的报道，HIV 治疗药物利托那韦和洛匹那韦也可能诱发急性失代偿性心力衰竭发作，本例患者目前抗病毒治疗没有上述药物，排除药物因素。患者既往有心脏扩大的基础，入院超声心动图提示左心室进一步增大、弥漫性室壁运动减低、EF 下降，考虑扩张型心肌病诊断。

HAART 在 HIV 管理方面取得了重大进展，但与 HIV 有关的心肌病的发病率仍继续升高。HIV 相关性心肌病是感染 HIV 后的后遗症，机制包括慢性低度炎症、免疫失调、血管炎症、心肌炎、心肌纤维化和 HAART 的毒性，且 HIV 感染可增加心力衰竭风险。退伍军人老龄化队列研究随访了 98 015 例无基线心血管疾病的患者，中位随访时间为 7.1 年，与匹配的血清阴性退伍军人相比，感染 HIV 的退伍军人射血分数降低型心力衰竭和射血分数保留型心力衰竭风险均增加。呼吸道感染常是诱发急性失代偿性心力衰竭的诱因，本例患者为艾滋病患者，$CD4^+$ T 淋巴细胞计数明显低于正常，发生了肺部感染，后诱发慢性心力衰竭急性发作。

左束支传导阻滞可诱发心肌重构，导致左室扩张和收缩功能障碍。心力衰竭患者的心肌纤维化等可能损害传导系统，加重心肌之间电传导的不同步。由于心力衰竭合并左束支传导阻滞患者存在心脏重构和传导障碍的相互作用，引起左右心室激动顺序异常，从而导致心脏扩大和心力衰竭。CRT 通过双心室多部位起搏纠正心脏电传导不同步，可以改善甚至逆转心脏的机械不同步和心肌重构，从而达到治疗心力衰竭的目的，对于 QRS 波时限 ≥ 150 ms 的左束支传导阻滞合并心力衰竭患者，临床获益更明显。

目前关于 HIV 感染合并心力衰竭患者的最佳治疗证据有限。标准的心力衰竭治疗药物包括 β 受体阻滞剂、血管紧张素转换酶抑制剂或醛固酮拮抗剂，可能对 HIV 感染合并心力衰竭患者有益。根据欧洲和中国的心力衰竭诊疗指南，本例患者已给予优化的心力衰竭药物治疗，化验示 BNP 升高，UCG 示左心室扩大、EF 下降，心电图为完全性左束支传导阻滞，QRS 波时限大于 150 ms，具有 CRT-D 植入术指征。CRT 术后出现超反应（定义为 6 个月随访时左室射血分数绝对值增加 ≥ 15%）的比例约为 30%。本例患者为我院第 1 例 HIV 感染合并心力衰竭植入 CRT-D 患者，术后出现 CRT 超反应，心功能明显改善，活动耐量基本正常。对于 HIV 感染合并心力衰竭患者，植入 CRT 治疗心力衰竭资料较少，需在之后的临床工作当中，通过更多的样本来观察疗效。

📋 吴其明、宋毓青教授病例点评

本例患者病因诊断需完善冠状动脉造影检查排除缺血性心肌病，还需行心脏 MRI 检查明确心脏结构及功能异常特征。本病例亮点在于心力衰竭的器械治疗，我院之前没有为艾滋病合并心力衰竭患者植入 CRT-D 经验。本例患者为完全性左束支传导阻滞，术中易出现高度或三度房室传导阻滞，术前已充分评估相应风险并采取相应措施，避免了职业暴露风险。患者顺利完成手术，术后恢复良好，达到明显改善症状、改善预后的目的。

笔记

【参考文献】

1. FREIBERG M S, CHANG C H, SKANDERSON M, et al. Association between HIV infection and the risk of heart failure with reduced ejection fraction and preserved ejection fraction in the antiretroviral therapy era: results from the veterans aging cohort study. JAMA Cardiol, 2017, 2 (5): 536-546.

2. BUTLER J, KALOGEROPOULOS A P, ANSTROM K J, et al. Diastolic dysfunction in individuals with human immunodeficiency virus infection: literature review, rationale and design of the characterizing heart function on antiretroviral therapy (CHART) study. J Card Fail, 2018, 24 (4): 255-265.

3. DEEKS S G, LEWIN S R, HAVLIR D V. The end of AIDS: HIV infection as a chronic disease. Lancet, 2013, 382 (9903): 1525-1533.

4. CHOI H, DEY A K, SHARMA G, et al. Etiology and pathophysiology of heart failure in people with HIV. Heart Fail Rev, 2021, 26 (3): 497-505.

5. AL-KINDI S G, ELAMM C, GINWALLA M, et al. Heart failure in patients with human immunodeficiency virus infection: epidemiology and management disparities. Int J Cardiol, 2016, 218: 43-46.

6. INAMDAR A A, INAMDAR A C. Heart failure: diagnosis, management and utilization. J Clin Med, 2016, 5 (7): 62.

7. GLIKSON M, NIELSEN J C, KRONBORG M B, et al. 2021 ESC guidelines on cardiac pacing and cardiac resynchronization therapy. Eur Heart J, 2021, 42 (35): 3427-3520.

8. LIU X, HU Y, HUA W, et al. A predictive model for super-response to cardiac resynchronization therapy: the QQ-LAE score. Cardiol Res Pract, 2020, 2020: 3856294.

9. DURANTE-MANGONI E, MAIELLO C, LIMONGELLI G, et al. Management of immunosuppression and antiviral treatment before and after heart transplant for HIV-associated dilated cardiomyopathy. Int J Immunopathol Pharmacol, 2014, 27 (1): 113-120.

10. TSENG Z H, MOFFATT E, KIM A, et al. Sudden cardiac death and myocardial

笔记

fibrosis，determined by autopsy，in persons with HIV. N Engl J Med，2021，384（24）：2306-2316.

11. 常三帅，董建增 . 心力衰竭合并左束支传导阻滞的病理生理机制及心脏磁共振分析 . 中国临床新医学，2021，14（6）：540-544.

（陈永福　整理）

病例 11
乙肝肝硬化合并不稳定型心绞痛

病历摘要

【基本信息】

患者男性，52岁，主因"间断乏力、纳差、恶心15年，剑突下疼痛1天"入院。

现病史：患者15年前饮酒后出现乏力、纳差、恶心、呕吐，查HBsAg（＋），诊断为慢性乙型病毒性肝炎，未规范治疗。11年前腹部CT提示肝硬化、腹水，开始应用阿德福韦酯抗病毒治疗，病情好转，3个月前自行停用阿德福韦酯。1天前患者饮酒后出现剑突下疼痛，伴腹胀，恶心、呕吐数次，呕吐物为胃内容物，无呕血、黑便，收入肝病科治疗。住院次日患者外出检查时剑突下疼痛再发，为闷痛，范围巴掌大小，无放射痛及大汗，休息10余分钟后逐渐缓解。发作时心电图（图 11-1）：窦性心律不齐，$V_1 \sim V_5$ 导联 T 波明显倒置，较入院时心电图（图 11-2）明显存在动态变化，为进一步治疗转入心内科。

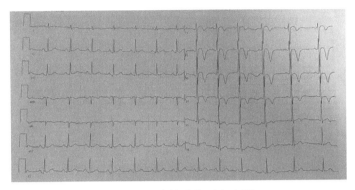

图 11-1　症状发作时心电图

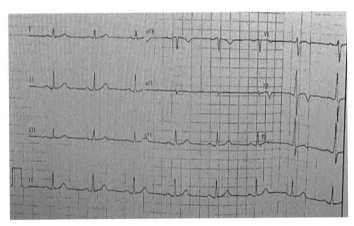

图 11-2　入院时心电图

既往史：2 型糖尿病病史 3 个月，未规范治疗。否认高血压、冠心病病史，否认其他传染病病史，否认食物、药物过敏史，否认手术、外伤史。

个人史：否认长期大量吸烟史。大量饮酒 20 余年，每日饮酒量（折合乙醇）约 50 g。

家族史：父亲 48 岁因心肌梗死去世，哥哥 60 岁因乙肝肝硬化、肝癌去世。否认其他家族性遗传病史。

【体格检查】

体温 36.6 ℃，脉搏 84 次 / 分，呼吸 19 次 / 分，血压 120/70 mmHg。神志清楚，肝病面容，全身皮肤黏膜及巩膜无黄染，肝掌阳性，蜘蛛痣阳性，未见瘀点、瘀斑及皮下出血，心肺检查未见异常，腹部平坦，全腹无压痛及反跳痛，肝、脾、胆囊未触及，Murphy 征阴性，麦氏点无压痛，双侧输尿管无压痛，肝区叩痛阴性。移动性浊音阴性。双下肢无水肿。扑翼样震颤阴性。

【辅助检查】

血常规：WBC 5.12×10^9/L，NE% 48.20%，HGB 155.0 g/L，PLT 107.0×10^9/L。

糖化血红蛋白：7.3%。

糖化白蛋白：21.26%。

肝功能：ALT 14.5 U/L，AST 17.9 U/L，TBIL 24.0 μmol/L，DBIL 8.5 μmol/L，TP 62.1 g/L，ALB 42 g/L，Pre-A 183.4 g/L，TBA 11.9 μmol/L。

肾功能＋电解质＋血糖：CREA 62.6 μmol/L，UREA 4.84 mmol/L，URCA 187.0 μmol/L，K^+ 3.75 mmol/L，Na^+ 139.7 mmol/L，Cl^- 104.7 mmol/L，GLU 8.77 mmol/L。

心肌损伤标志物：cTnI 0 ng/mL，CK 37.6 U/L，CK-MB 16.5 ng/mL。

血脂：TCHO 3.48 mmol/L，HDL-C 0.92 mmol/L，LDL-C 2.15 mmol/L，TG 0.79 mmol/L。

甲胎蛋白：2.0 ng/mL。

凝血功能：PT 11.2 s，APTT 28.3 s，PTA 104.0%。

乙肝五项：HBsAg 30.37 IU/mL，AntiHBs 0.29 mIU/mL，HBeAg 0.26 S/CO，AntiHBe 0.02 S/CO，AntiHBc 9.63 S/CO；乙肝病毒定量 HBV-DNA $< 1.0 \times 10^2$ IU/mL。

胸部正位片：双肺、心膈未见明显异常。

超声心动图：心脏结构及功能未见明显异常。

动态心电图：窦性心律伴窦性心律不齐，平均心率 65 次 / 分。

腹部彩超：肝硬化，脾大，胆囊壁毛糙。门脉血流：未见明显异常。

胃镜检查：食管静脉曲张（轻度），慢性浅表性胃炎。幽门螺杆菌（helicobacter pylori，Hp）阳性。

【诊断】

冠状动脉粥样硬化性心脏病，不稳定型心绞痛，心脏不大，窦性心律，心功能 I 级（NYHA 分级）；乙型肝炎肝硬化活动性失代偿期；酒精性肝病；2 型糖尿病。

【诊疗经过】

患者为中年男性，合并 2 型糖尿病，反复发作剑突下疼痛，心电图可见前壁导联 T 波动态演变，心肌损伤标志物正常，不稳定型心绞痛诊断明确。患者既往有乙肝肝硬化，入院后胃镜评估食管静脉曲张（轻度）。于我科择期行冠状动脉造影（CAG）（图 11-3），提示冠状动脉供血呈右优势型，左主干未见明显狭窄，前降支近段发出第 1 对角支后 90% 局限狭窄，回旋支未见明显狭窄，右冠状动脉未见明显狭窄。患者前降支有冠状动脉介入治疗指征，置入 3.5 mm × 23 mm 支架至前降支病变处（图 11-4）。给予阿司匹林 0.1 g 每日 1 次、氯吡格雷 75 mg 每日 1 次、瑞舒伐他汀 10 mg 每晚 1 次稳定斑块等冠心病二级预防治疗，雷贝拉唑 20 mg 每日 1 次保护上消化道黏膜治疗。口服阿德福韦酯 10 mg 每日 1 次抗病毒，静脉滴注复方甘草酸苷抗炎保肝，还原型谷胱甘肽清除氧自由基，阿卡波糖 50 mg 每日 3 次随餐嚼服降糖治疗。

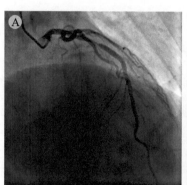
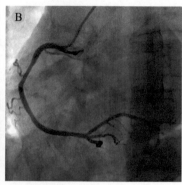

A. 左冠状动脉；B. 右冠状动脉。

图 11-3 冠状动脉造影

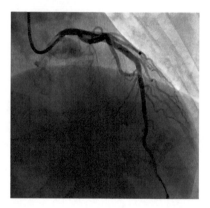

图 11-4 前降支近段 PCI 术后

【随访】

出院后随访 1 年，患者规律服用阿司匹林、氯吡格雷、瑞舒伐他汀、雷贝拉唑治疗，未再发心绞痛，活动耐量较前无明显下降，未发生上消化道出血等并发症。肝病方面，患者坚持服用抗病毒及保肝药物，血常规、凝血功能及肝功能正常，病毒载量正常。

📋 病例分析

患者为中年男性，乙肝肝硬化病史 15 年，无上消化道出血病史。

患者近期反复发作剑突下疼痛，心电图可见前壁导联 T 波动态演变，冠状动脉造影提示前降支近段狭窄 90%，属于 NSTE-ACS（非 ST 段抬高型急性冠状动脉综合征）高危患者，有明确的冠状动脉介入治疗指征，于前降支病变处置入支架 1 枚。

在 DAPT（双联抗血小板）方案选择上，应充分权衡缺血和出血风险。本例患者合并糖尿病，属于缺血中风险人群。出血风险评估示本例患者存在肝硬化伴门静脉高压，属于高出血风险学术研究联合会（ARC-HBR）定义的高出血风险的 PCI 患者。但根据 PRECISE-DAPT 评分（接受冠状动脉支架置入术及后续双联抗血小板治疗的患者的出血并发症预测评分）标准，评分为 1 分。因此，为保证冠状动脉支架置入术后的有效性及安全性，我们采取标准 DAPT 方案（阿司匹林加 1 种 P2Y12 受体拮抗剂治疗 12 个月）。

目前临床常用的 P2Y12 受体拮抗剂包括氯吡格雷和替格瑞洛。其中，替格瑞洛较氯吡格雷具有更快速、强效的抑制血小板的特点，但其出血风险相对较高，且不适用于中重度肝病患者，因此我们选择阿司匹林联合氯吡格雷抗血小板治疗 1 年，同时预防性应用雷贝拉唑以降低因长期口服抗血小板药物或 Hp 感染增加的上消化道出血风险。术后随访 1 年，患者在规律服药情况下未发生缺血及出血事件，遂停用阿司匹林，长期维持氯吡格雷及瑞舒伐他汀治疗。

📋 吴其明、宋毓青教授病例点评

本病例为乙肝肝硬化合并不稳定型心绞痛，重点在于缺血与出血风险的评估，选择合适的治疗策略。临床通常认为肝硬化失代偿期患者易出现食管胃底静脉曲张、血小板减少及凝血功能异常，导致出血风险显著增加。本例患者曾出现腹水等肝硬化失代偿期表现，但经规范化抗病毒治疗后肝脏情况稳定，门脉压力正常，血常规、肝功能、凝血功能均正常。PRECISE-DAPT 出血风险评分较低，因此制定了标准 DAPT 方案（阿司匹林联合氯吡格雷抗血小板治疗 1 年），同时应用 PPI（质子泵抑制剂）预防上消化道出血。随访 1 年患者未发生缺血或出血事件。这个病例提示我们，对于合并其他系统疾病的冠状动脉粥样硬化性心脏病患者，为了使患者获益最大化，充分的病情评估及制定个体化治疗方案十分重要。

该病例不足之处：因患者长期饮酒，且合并 Hp 感染，上消化道出血风险相对更高，规范化抗 Hp 治疗可以更有效地减少出血风险。

【参考文献】

1. 中华医学会心血管病学分会动脉粥样硬化与冠心病学组，中华医学会心血管病学分会介入心脏病学组，中国医师协会心血管内科医师分会血栓防治专业委员会，等 . 冠心病双联抗血小板治疗中国专家共识 . 中华心血管病杂志，2021，49（5）：432-454.

2. URBAN P，MEHRAN R，COLLERAN R，et al. Defining high bleeding risk in patients undergoing percutaneous coronary intervention. Circulation，2019，140（3）：240-261.

3. COSTA F，VAN KLAVEREN D，JAMES S，et al. Derivation and validation of the predicting bleeding complications in patients undergoing stent implantation and subsequent dual antiplatelet therapy（PRECISEDAPT）score：a pooled analysis of individual patient datasets from clinical trials. Lancet，2017，389（10073）：1025-1034.

4. COLLET J P，THIELE H，BARBATO E，et al. 2020 ESC Guidelines for the management of acute coronary syndromes in patients presenting without persistent ST-segment elevation. Eur Heart J，2021，42（19）：1925.

（陈维君　整理）

病例 12
青年女性乙肝合并左主干分叉病变

病历摘要

【基本信息】

患者女性，32岁，主因"间断胸痛1年，加重1月余"入院。

现病史：患者间断胸痛1年，于快步行走、爬楼梯等活动时出现，为胸骨后压榨样疼痛，持续 5～10 分钟，休息数分钟后可以缓解，无放射性，无头晕、恶心、呕吐、腹痛等不适，未系统诊治。1个月前胸痛程度加重，休息时及夜间均有发作，每日 1～2 次，发作时伴出汗，严重影响日常生活，遂来院就诊。心电图（图 12-1）：aVR 导联 ST 段抬高 0.05 mV，Ⅰ、aVL、V_2～V_5 导联 ST 段压低 0.1～0.2 mV。运动心电图试验阳性。冠状动脉 CT 血管造影（CT angiography，CTA）：左主干附壁血栓，管腔呈中－重度狭窄；心肌酶、肌钙蛋白阴性。门诊以"不稳定型心绞痛、冠心病"收入院。

既往史：发现慢性乙肝 10 余年，长期服用恩替卡韦治疗。高脂血症 1 年，未诊治。否认高血压、糖尿病等病史。

个人史：已婚，生育 1 子，月经规律，未服避孕药；无烟酒嗜好。否认高血压、糖尿病、冠心病等心血管疾病家族史及乙肝家族史。

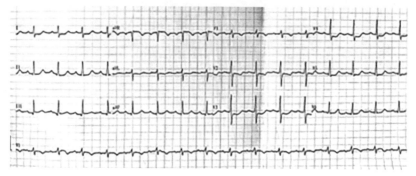

图 12-1　入院心电图

【体格检查】

体温 36.3℃，脉搏 100 次 / 分，呼吸 20 次 / 分，血压 131/67 mmHg，BMI 21 kg/m²。神志清楚，双肺呼吸音清，未闻及干湿啰音。心界不大，心率 100 次 / 分，心律齐，各瓣膜听诊区未闻及病理性杂音。腹部平坦，全腹无压痛及反跳痛，肝、脾、胆囊未触及，双下肢无水肿。

【辅助检查】

血脂：TCHO 7.82 mmol/L，TG 1.21 mmol/L，HDL-C 1.16 mmol/L，LDL-C 6.20 mmol/L。

血糖：糖化血红蛋白 5.1%，空腹血糖 4.98 mmol/L。

肾功能：CREA 55.4 μmol/L，URCA 241 μmol/L。

血常规、肝功能、电解质、凝血功能、甲状腺功能正常。

入院 1 周复查血脂：TCHO 4.25 mmol/L，TG 1.22 mmol/L，HDL-C 0.88 mmol/L，LDL-C 3.15 mmol/L。

PCI 术后心电图：窦性心律，大致正常心电图（图 12-2）。

超声心动图：静息状态下心脏结构及功能未见异常。

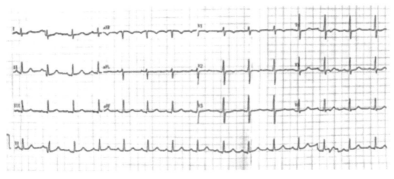

图 12-2　PCI 术后心电图

【诊断】

不稳定型心绞痛，冠状动脉粥样硬化性心脏病，心界不大，窦性心律，心功能 I 级（NYHA 分级）；高脂血症；慢性乙型病毒性肝炎。

【诊疗经过】

患者为青年女性，间断胸痛 1 年，近 1 个月加重，心电图提示 aVR 导联抬高 0.05 mV，aVL、$V_2 \sim V_5$ 导联 ST 段压低 0.1 ～ 0.2 mV。结合运动心电图阳性，冠状动脉 CTA 提示左主干附壁血栓、管腔呈中 - 重度狭窄，不稳定型心绞痛、冠心病诊断明确。给予阿司匹林、替格瑞洛双联抗血小板，瑞舒伐他汀、依折麦布双联降脂，恩替卡韦胶囊抗病毒治疗。择期行冠状动脉造影（图 12-3）：左主干（LM）末端 95% 狭窄，累及前三叉；左前降支（LAD）开口 99% 狭窄，前向血流 TIMI 1 级；左回旋支（LCX）开口 90% 狭窄；右冠状动脉（RCA）开口 50% 狭窄，远段可见至 LAD 侧支形成，血流 2 级。行血管内超声成像（intravascular ultra-sound imaging，IVUS）：LM 末端病变处管腔面积 2.26 mm^2，斑块负荷 81%，内膜不连续，可见混合斑块及脂质斑块；LAD 近端病变最小管腔 3.12 mm，LCX

开口面积 2.00 mm²，斑块负荷 85%。CAG 提示前三叉真分叉病变（Medina1,1,1 型），IVUS 指导下采用 mini-Crush 技术介入干预，LCX 置入 2.75 mm×29 mm 支架、LAD 至 LM 置入 3.5 mm×30 mm 支架。PCI 术后 IVUS：LM 支架面积 12.40 mm²，LAD 最小支架面积 6.03 mm²，LCX 最小支架面积 3.73 mm²，支架两端未见夹层、壁内血肿，支架膨胀、贴壁良好。

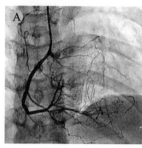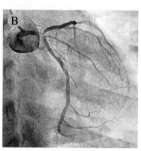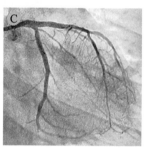

A. 右冠状动脉；B. 左主干（术前）；C. 左主干（术后）。

图 12-3　冠状动脉造影

术后患者胸痛缓解，复查心电图未见明显 ST-T 异常，继续口服双联抗血小板、瑞舒伐他汀联合 PCSK9 抑制剂强化降脂治疗，并继续恩替卡韦抗乙肝病毒，监测肝功能正常。

【随访】

术后随访 1 个月，患者无胸痛、出血表现，门诊查 LDL-C 由 6.20 mmol/L 降至 1.74 mmol/L，继续行双联抗血小板、降脂、抗病毒治疗。

病例分析

冠状动脉粥样硬化性心脏病在中青年人群中发病率偏低，且女性低于男性。而本例患者为青年女性，未绝经，且否认吸烟、高血压、糖尿病、口服避孕药等危险因素。结合血脂显著异常，认为其动脉粥样硬化进展的重要因素为血脂代谢异常。患者有乙肝病史，需考虑病毒感染、抗病毒药物与心血管疾病的关系，而既往研究表明乙肝病毒感染及恩替卡韦药物不增加心血管疾病风险。文献报道乙肝可影响肝病患者血脂水平，且为负相关，乙肝患者的低密度脂蛋白胆固醇较非乙肝患者偏低。故考虑患者乙肝感染及抗病毒药物与其冠状动脉粥样硬化进展无明显相关。

本例患者为动脉粥样硬化性疾病危险分层中的极高危人群，根据 2019 年 ESC 血脂异常管理指南，建议将 LDL-C 降至 1.4 mmol/L（55 mg/dL）或 LDL-C 较治疗前降低超过 50%，以最大程度降低远期主要不良心血管事件发生率、改善预后。本例患者动脉粥样硬化进展的重要促进因素为血脂代谢异常，因此血脂达标尤为重要，入院初期 LDL-C 达 6.20 mmol/L，给予他汀联合依折麦布治疗后血脂达标不理想，遂给予他汀联合 PCSK9 抑制剂口服强化降脂，随访复查示 LDL-C 达标，肝功能、肌酶无升高表现。

冠状动脉造影提示患者左主干分叉病变（Medina 1,1,1 型），血管病变复杂，手术难度较大，术中通过 IVUS 指导，采用 mini-Crush 技术行介入干预，LCX 置入支架 1 枚、LAD 至 LM 置入支架 1 枚。PCI 术后给予 IVUS 评估，支架展开、贴合良好，介入手术成功。

📋 病例点评

本例患者为年轻女性，冠心病发病率极低，分析其危险因素考虑血脂异常为动脉粥样硬化主要原因。患者不存在肥胖、代谢性、自身免疫性、药物等引起的继发性高脂血症的病因以及不良生活方式引起的血脂异常，尚需进一步从基因角度进行探索。本例患者存在典型症状及心电图缺血性改变，随后 CTA 显示左主干末端血栓病变，CAG 提示左主干严重狭窄分叉病变，在临床中应避免该类患者行运动试验以防止增加猝死风险，直接选择影像学评估更加安全可靠。冠状动脉造影显示典型左主干真性分叉病变，在 IVUS 指导下采用 mini-Crush 技术实施介入干预，手术非常成功，后期需要严格控制血脂，进一步随访。

【参考文献】

1. MACH F，BAIGENT C，CATAPANO A L，et al. 2019 ESC/EAS guidelines for the management of dyslipidaemias：lipid modification to reduce cardiovascular risk. Eur Heart J，2020，41（1）：111-188.

2. 张金子，张莉莉，孙莹，等. 年龄≤40 岁女性急性冠状动脉综合征患者血脂水平分析. 临床军医杂志，2020，48（10）：1186-1188.

3. WIJARNPREECHA K，THONGPRAYOON C，PANJAWATANAN P，et al. Hepatitis B virus infection and risk of coronaryarterydisease：a meta-analysis. Ann Transl Med，2016，4（21）：423.

4. SADIA Q A，FARAH N T，NASEEM A C，et al. Serum lipids as an indicator for the alteration of liver function in patients with hepatitis B. Lipids Health Dis，2018，17（1）：36.

5. MACH F，BAIGENT C，CATAPANO A L，et al. 2019 ESC/EAS guidelines for the management of dyslipidaemias：lipid modification to reduce cardiovascular risk. Eur Heart J，2020，41（1）：111-188.

6. ASHISH K，MARIAM S，RAJKUMAR D. Association between past hepatitis B infection and ischemic heart disease：an analysis from the 2007-2016 NHANES data. Am J Med Sci，2020，360（4）：372-377.

（卢利红　整理）

病例 13
慢性乙型病毒性肝炎合并急性心肌梗死

病历摘要

【基本信息】

患者男性，55岁，主因"间断胸痛7天，加重4小时"入院。

现病史：患者7天前活动后发作胸痛，位于两侧胸部，巴掌大小，为闷痛，向左上肢放射，伴腹胀。4小时前无明显诱因再次发作胸痛，位于两侧胸部，为胀痛，向左侧上肢放射，伴腹胀、大汗、恶心、呕吐，呕吐物为咖啡色胃内容物，无头晕、黑蒙，持续不缓解，就诊于我院急诊，心电图示窦性心律、$V_1 \sim V_5$ 导联 ST 段抬高 $0.1 \sim 0.9$ mV，考虑急性心肌梗死，绕行 CCU 直入导管室。

既往史：慢性乙型病毒性肝炎病史20余年，HBsAg 20 IU/mL，7年前曾使用干扰素抗病毒治疗，表面抗原转为阴性，考虑临床治

笔记

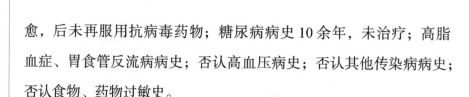

愈，后未再服用抗病毒药物；糖尿病病史10余年，未治疗；高脂血症、胃食管反流病病史；否认高血压病史；否认其他传染病病史；否认食物、药物过敏史。

个人史：吸烟40余年，每天20余支；否认饮酒史；否认家族遗传病及传染病病史。

【体格检查】

体温36.3 ℃，脉搏81次/分，呼吸16次/分，血压119/71 mmHg，BMI 24.6 kg/m^2，神志清楚，全身皮肤黏膜无黄染，无肝掌、蜘蛛痣，双肺呼吸音清，未闻及干湿啰音及胸膜摩擦音。心界不大，心率81次/分，心律齐，各瓣膜听诊区未闻及病理性杂音。全腹无压痛，肝、脾肋下未触及，移动性浊音阴性，右侧股动脉保留主动脉内球囊反搏鞘管，局部无血肿、渗血，双下肢无水肿。

【辅助检查】

血常规：WBC 13.72×10^9/L，NE% 80%，PLT 188.00×10^9/L，HGB 144.00 g/L。

电解质+肾功能+血糖：PHOS 0.76 mmol/L，GLU 20.47 mmol/L，TCO$_2$ 21.1 mmol/L，CREA 75.1 μmol/L，Na$^+$ 138.0 mmol/L，K$^+$ 4.33 mmol/L。

肝功能+心肌酶+血脂：ALT 96.8 U/L，AST 473.9 U/L，TBIL 19.0 μmol/L，DBIL 7.2 μmol/L，TP 62.6 g/L，LDH 1380.9 U/L，CK 4351.3 U/L，CK-MB 149.3 U/L，HBDH 1463 U/L，HDL-C 0.88 mmol/L，LDL-C 2.65 mmol/L，TG 1.06 mmol/L。

CRP：15.6 mg/L。

凝血六项：PT 12.10 s，PTA 84.00%，APTT 138.10 s，Fb 249.00 mg/dL，PT比值1.12，INR 1.12，FDP 0.65 μg/mL，D-二聚体0.29 mg/L。

糖化血红蛋白：11.9%。

心肌损伤标志物：MYO 265.90 ng/mL，hsTnI ＞ 50.00 ng/mL，CK-MB 118.60 ng/mL。

BNP：201.00 pg/mL。

乙肝五项：HBsAg 0 IU/mL，AntiHBs 121.51 mIU/mL，HBeAg 0.29 S/CO，AntiHBe 0.22 S/CO，AntiHBc 7.03 S/CO。

超声心动图（床旁）：EF 40%，左室舒张末期内径（LVEDD）49 mm，前间隔、左室前壁、侧壁基底段室壁运动异常，左室心尖部有室壁瘤形成趋势，左室收缩功能减低。

术前心电图：窦性心律，$V_1 \sim V_5$ 导联 ST 段抬高 0.1 ～ 0.9 mV（图 13-1）。

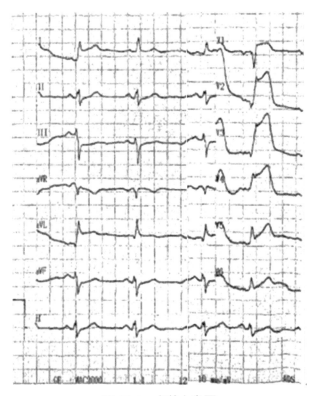

图 13-1　术前心电图

术后第 2 天复查心电图：$V_1 \sim V_5$ 导联病理性 Q 波形成，$V_2 \sim V_4$ 导联 ST 段弓背抬高 0.2 ～ 0.4 mV（图 13-2）。

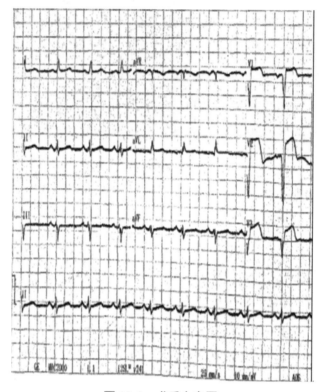

图 13-2　术后心电图

【诊断】

急性广泛前壁心肌梗死，心源性休克，冠状动脉粥样硬化性心脏病，窦性心律，心室颤动，阵发性室速，电除颤、电复律后，心界不大，心功能Ⅳ级（Killip 分级）；慢性乙型病毒性肝炎临床治愈。

【诊疗经过】

患者急性广泛前壁心肌梗死诊断明确，绕行 CCU 行急诊 PCI 治疗。入导管室后患者出现意识丧失，心电监护提示室颤，给予非同步电除颤后再次出现室性心动过速，给予同步电复律后转为窦性心律，血压最低 74/50 mmHg，给予多巴胺升压，经股动脉植入主动脉内球囊反搏（intra-aortic balloon pump，IABP）。后行造影示左主干（LM）未见明显狭窄；左前降支（LAD）自近段完全闭塞；左回旋支（LCX）近段内膜不光滑；右冠状动脉（RCA）全程内膜不光滑，后侧支（PLA）中段最重处狭窄 85%，第一后降支（PDA1）、第二后降支（PDA2）近段 80% 狭窄（图 13-3，图 13-4）。开通前降支并置入 2 枚支架（2.5 mm×38 mm，3.0 mm×28 mm）。

入院后给予阿司匹林、替格瑞洛抗血小板，肝素抗凝，瑞舒伐他汀降脂稳定斑块，培哚普利改善心肌重构，美托洛尔减少心肌氧耗，利尿剂减轻心脏负荷等冠心病二级预防药物治疗，并给予通便、抑酸护胃、保持电解质平衡、胰岛素降糖等治疗。给予 IABP 辅助循环，同时予以肝素化防止动脉血栓。术后 24 小时患者未诉不适，血压 102/68 mmHg，心率 68 次 / 分，遂拔除 IABP。术后复查 hsTnI 明显下降，未有心力衰竭发作，病情好转出院（图 13-5）。

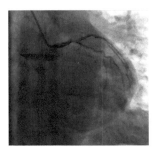 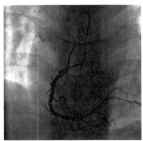 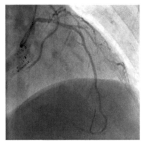

图 13-3　左冠状动脉造影　图 13-4　右冠状动脉造影　图 13-5　左冠状动脉术后影像

【随访】

患者出院后活动耐力可，可平地步行 500 米，日常生活可自理。1 个月后复查心电图提示前壁段抬高，T 波倒置（图 13-6）。半年后复查心电图提示前壁 ST 段抬高较前无明显变化（图 13-7），活动量较出院后好转，可平地步行 1000 米左右；复查超声心动图提示前间隔、左室前壁下 2/3、侧壁心尖段室壁运动异常，左室心尖部室壁瘤形成，左室收缩功能减低，EF 40%，LVEDD 56 mm。继续冠心病二级预防治疗。肝病随访：表面抗原阴性，腹部超声复查提示肝脏弥漫性改变、未见肝硬化表现。

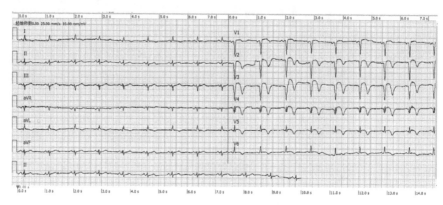

图 13-6　术后 1 个月心电图

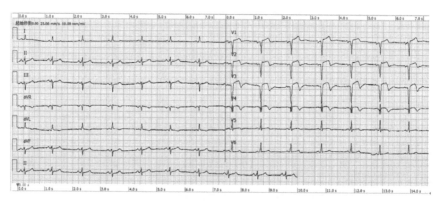

图 13-7　术后 3 个月心电图

病例分析

患者为中年男性，BMI 24.6 kg/m², 腹型肥胖，既往存在吸烟、高血压、糖尿病、高脂血症等心血管疾病危险因素，突发持续胸痛，心电图示窦性心律、广泛前壁导联 ST 段抬高，入导管室出现心室颤动、室性心动过速，给予电复律除颤后恢复窦性心律，合并心源性休克，急诊造影示 LAD 自近段完全闭塞，于 LAD 置入 2 枚支架。本例患者罪犯血管为前降支，起始部 100% 闭塞，存在血流动力学异常、心室颤动、室性心动过速、心源性休克，TIMI 评分为 10 分，住院死亡率将近 50%，植入 IABP 可提高舒张压，增加大脑、冠状动脉、肾脏及外周的血流灌注，并减少心肌氧耗、增加心输出量，降低患者住院死亡率。

对于 IABP 植入后抗凝方案，目前没有统一的策略，有研究发现，有选择的抗凝优于肝素抗凝，目前推荐有选择的抗凝。对于存在血栓高危因素的患者，建议行静脉肝素抗凝或低分子肝素抗凝，同时密切监测有无出血倾向。本例患者既往诊断乙肝，但无肝硬化表现。肝硬化患者通常被认为是"自体抗凝"且出血风险较高，但最近的研究表明，肝硬化患者的促凝和抗凝因子可能会重新平衡。这一点和临床经验表明，肝硬化患者也有发生静脉血栓形成、肺栓塞和缺血性脑卒中的风险，因此，对这些患者的最佳管理方法仍存在争议。大部分数据表明，有血栓或栓塞并发症风险的肝硬化患者应接受抗凝治疗，但是应该严密监测治疗过程。本例患者 HBV 感染 20 年，已治愈 8 年，血常规及凝血功能均在正常范围，肝病无持续性进展，在使用 IABP 时，不必特殊调整肝素用量，我们采用的是监测 ACT 值，目标值控制在 180 左右。

📋 吴其明、宋毓青教授病例点评

患者前壁心肌梗死，前降支近端闭塞，合并心源性休克及心室颤动、室性心动过速，虽然目前指南对于 IABP 使用的推荐级别在降低，但是临床中对于前降支近端闭塞合并室性心动过速、心室颤动及血流动力学不稳定的患者，IABP 仍是一个有效的抢救措施。

患者出现症状到就诊时间较长，尽管经过积极介入及药物治疗，门诊随访患者心电图 ST 段仍未回落至基线，经超声心动图证实患者心尖室壁瘤形成，活动耐量未恢复到正常状态，故加强患者健康教育，使胸痛患者能早期就诊、接受再灌注治疗，是改善预后的重要因素。

既往研究未发现 HBV 感染与动脉粥样硬化相关，本例患者 HBV 感染已经临床治愈，肝脏影像无肝硬化表现，凝血功能正常，故植入 IABP 后可予以常规剂量肝素抗凝。

【参考文献】

1. 中华医学会感染病学分会，中华医学会肝病学分会 . 慢性乙型肝炎临床治愈（功能性治愈）专家共识 . 中华传染病杂志，2019，37（8）：461-472.

2. WANG Y，XIONG J，NIU M，et al. Hepatitis B virus and the risk of coronary heart disease：a comprehensive systematic review and meta-analyses of observational studies. Int J Cardiol，2018，265：204-209.

3. FRANZ N D，BRANCACCIO A，ROBINSON A C，et al. Cirrhosis，thrombosis，finding faxts about doses：dosing of unfractionated heparin for venous thromboembolism in cirrhosis. Ann Pharmaco ther，2020，54（5）：450-456.

4. SASSO R，ROCKEY D C. Controversies in anticoagulation therapy in patients with cirrhosis. Curr Opin Gastroenterol，2019，35（3）：161-167.

（苏云娟　整理）

病例 14
原发性肝癌合并急性广泛前壁心肌梗死

病历摘要

【基本信息】

患者男性，73 岁，主因"发现 HBsAg 阳性 30 余年，肝占位 7 年"入院。

现病史：患者 30 余年前发现 HBsAg 阳性，7 年前腹部增强 CT 示肝内多发占位，考虑原发性肝癌，诊断为原发性肝癌、肝炎肝硬化活动性失代偿期，给予肝动脉造影检查、肝右动脉诊断性栓塞术，同时给予阿德福韦酯、拉米夫定联合抗病毒治疗。先后进行了 9 次肝动脉化疗栓塞术、8 次射频消融术，此次因肝癌复发入院。

既往史：高血压病史 7 年，口服氨氯地平 5 mg（每日 1 次）和氯沙坦钾 100 mg（每日 1 次），血压控制良好。2 型糖尿病病史 5 年，未正规诊治。

个人史：吸烟史 30 余年，每日 20 支。

【体格检查】

体温 36.6 ℃，脉搏 77 次 / 分，呼吸 16 次 / 分，血压 130/71 mmHg。肝掌阳性，蜘蛛痣阳性，双肺呼吸音清，未闻及干湿啰音。心率 77 次 / 分，律齐，各瓣膜听诊区未闻及病理性杂音。腹软，无压痛及反跳痛，肝脾肋下未触及，移动性浊音阴性，肠鸣音 4 次 / 分。双下肢无凹陷性水肿。

【辅助检查】

血常规：WBC 5.45×10^9/L，HGB 127 g/L，PLT 90×10^9/L。

肝功能：ALT 107.7 U/L，AST 69.4 U/L，TBIL 18.8 μmol/L，DBIL 8.4 μmol/L，ALB 38.4 g/L。

凝血四项：PT 82 s，APTT 30 s，INR 1.15。

入院心电图：窦性心律，$V_2 \sim V_3$ 导联 T 波正负双向，$V_4 \sim V_6$ 导联 T 波倒置低平。

腹部增强 MRI：肝脏占位介入、射频术后改变，肝右叶异常信号，考虑肿瘤复发，伴门脉右支瘤栓形成。肝右叶边缘结节，较前略增大，恶性不除外，建议密切随诊观察。肝右叶囊肿，肝门区稍大淋巴结，较前新出现。

【诊断】

冠状动脉粥样硬化性心脏病，急性广泛前壁心肌梗死，心界不大，窦性心律，心功能 Ⅰ 级（Killip 分级）；原发性肝癌；乙型肝炎肝硬化活动性失代偿期；高血压；2 型糖尿病。

【诊疗经过】

入院后给予保肝、抗病毒、控制血压、控制血糖等治疗，入院第 5 天行肝动脉造影、肠系膜上动脉造影 + 肝动脉化疗栓塞术，术后当天反复恶心，给予对症治疗后缓解。

术后第 1 天凌晨患者感胸痛，持续约 1 小时后缓解，晨起胸痛加重，难以忍受，伴出汗，行心电图检查示（图 14-1）窦性心律，$V_2 \sim V_5$ 导联 ST 段弓背抬高 0.01 ~ 0.03 mV，$V_1 \sim V_4$ 导联病理性 Q 波形成。急查心梗三项示 cTnI 0.258 ng/mL，CK-MB 26.5 ng/mL。床旁超声心动图示左室前壁节段性室壁运动异常。心内科急会诊，诊断为急性广泛前壁心肌梗死，启动急性心肌梗死绿色通道，急诊冠状动脉造影示（图 14-2）左前降支（LAD）自近段完全闭塞，左回旋支（LCX）近段内膜不光滑，右冠状动脉（RCA）未见明显狭窄。于 LAD 置入支架 1 枚（图 14-3），术中应用比伐芦定抗凝。术后给予阿司匹林肠溶片和氯吡格雷双抗治疗。术后复查心脏超声示 EF 38%，左室舒张末期内径（LVEDD）46 mm，左室前壁基底段至心尖段、侧壁下 1/2 心肌运动减低，二尖瓣反流（轻度）。复查肝功能示 ALT 382.4 U/L，TBIL 26.6 μmol/L，DBIL 12.3 μmol/L，给予保肝治疗后转氨酶及胆红素基本降至正常，加用瑞舒伐他汀调脂治疗。复查血常规：WBC 10.45×10^9/L，HGB 120 g/L，PLT 95×10^9/L。凝血功能正常。在血压、心率能耐受的基础上逐渐增加 ACEI 及 β 受体阻滞剂剂量，抑制心肌重构。住院期间密切监测血常规、肝功能、凝血功能变化，未见消化道出血、肝性脑病及肝衰竭出现，患者病情好转出院。

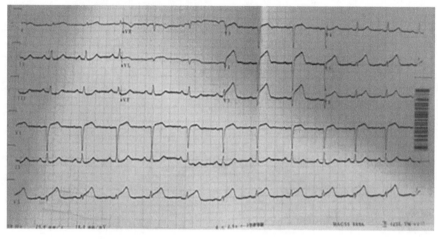

图 14-1　胸痛时心电图（$V_2 \sim V_5$ ST 段弓背抬高 0.01 ~ 0.03 mV）

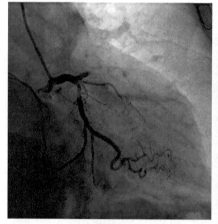

图 14-2　冠状动脉造影：LAD 近段
完全闭塞

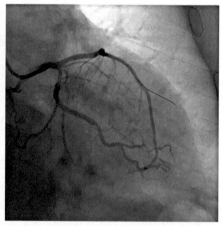

图 14-3　LAD-PCI 术后

【随访】

出院后患者未再出现胸痛及呼吸困难。定期于心内科及肝病科门诊复诊，无出血及肝性脑病事件出现。半年后复查心脏超声示 EF 47%，LVEDD 47 mm，左室前壁中间段至心尖段运动减低，二尖瓣反流（轻度）。1 年后停用阿司匹林肠溶片，改为氯吡格雷单抗治疗。随访至今同，未出现消化道出血。

笔记

病例分析

本例患者院内出现急性广泛前壁心肌梗死，早期、快速并完全地开通梗死相关动脉是改善 ST 段抬高型心肌梗死患者预后的关键；同时患者合并肝癌、肝硬化，肝脏介入术后仅 1 天，就面临术后肝功能恶化、出血、肝性脑病等风险，是选择积极的血运重建还是保守治疗，需与肝病科、介入科共同来评估。患者虽然因肝硬化、肝癌多次行肝脏射频及介入治疗，但术前肝功能尚可，血清白蛋白及凝血指标尚在正常范围，腹部 MRI 未发现食管胃底静脉曲张，与患者家属积极沟通后，最终决定行急诊冠状动脉造影术，开通前降支罪犯血管。

本例患者合并有肝硬化，是出血的高危人群。目前我国已经制定了《急性冠状动脉综合征特殊人群抗血小板治疗中国专家建议》，但对于合并肝硬化的特殊患者尚未出台相关的指南和共识。关于合并肝硬化的冠心病患者的抗血小板治疗相关研究并不多，大多数为回顾性研究。Victor Chien-Chia 等做了一项为期 13 年的关于评价双联抗血小板治疗（DAPT）在肝硬化合并急性心肌梗死患者中应用效果的队列研究，这是目前直接比较肝硬化和非肝硬化患者 DAPT 治疗临床结果的最大规模研究。研究共纳入 150 887 名急性心肌梗死患者，经排除标准和倾向评分匹配后，对 914 名肝硬化和 3656 名非肝硬化急性心肌梗死患者进行了 DAPT 研究，并在肝硬化患者中进行了 DAPT 和单联抗血小板治疗（single antiplatelet therapy，SAPT）的亚组分析。研究结论显示，对于患有急性心肌梗死的肝硬化患者，DAPT 可以降低复发性心肌梗死的发生率，但是会增加消化道出血的发生率；对于合并症较严重的肝硬化患者，可考虑 SAPT。本例患者术中应用比伐芦定抗凝，终末期肝病模型（model for end-stage liver disease，MELD）评分为 14 分，为低危患者，术后给予阿司匹林肠溶片、氯吡格雷抗血小板聚集。密切观察有无出血症状、体征，监测血常规及凝血指标，患者未出现消化道出血、肝功能恶化、肝衰竭等并发症。

吴其明、宋毓青教授病例点评

肝硬化患者冠状动脉疾病（coronary artery disease，CAD）的患病率存在争议，肝硬化是否能保护或加速冠状动脉粥样硬化一直是一个争论的焦点。尸检研究偶尔报道了肝硬化对动脉粥样硬化事件的保护作用。而 Jihyun An 等 2014 年在 *Circulation* 发表的一项研究，采用匹配病例对照研究，调查肝硬化患者无症状 CAD 的患病率，得出肝硬化患者和非肝病患者隐匿性阻塞性 CAD 的患病率相似。传统的心血管危险因素与肝硬化患者冠状动脉严重狭窄有关。

随机临床试验证明了冠状动脉介入治疗在不同临床疾病中的益处，但这些研究通常不包括恶性肿瘤患者。恶性肿瘤患者的 PCI 是非常复杂的临床问题。本例患者为急性广泛前壁心肌梗死，随时危及生命，肝癌情况尚稳定，家属治疗积极，因此行急诊冠状动脉血运重建是适宜的。

肝硬化患者的抗栓管理目前国内外仍无相关共识或指南出台，患者的管理仍需要个体化。

【参考文献】

1. 中华医学会心血管病学分会，中华心血管病杂志编辑委员会 . 急性 ST 段抬高型心肌梗死诊断和治疗指南（2019）. 中华心血管病杂志，2019，47（10）：766-783.

2. 中国医师协会心血管内科医师分会血栓防治专业委员会，中华医学会心血管病学分会介入心脏病学组，中华心血管病杂志编辑委员会 . 急性冠状动脉综合征特殊人群抗血小板治疗中国专家建议 . 中华心血管病杂志，2018，46（4）：255-266.

3. WU V C，CHEN S W，CHOU A H，et al. Dual antiplatelet therapy in patients with cirrhosis and acute myocardial infarction - a 13-year nationwide cohort study. PLoS One，2019，14（10）：e0223380.

4. AN J，SHIM J H，KIM K M，et al. Prevalence and prediction of coronary artery disease in patients with liver cirrhosis. Circulation，2014，130（16）：1353-1362.

（王　茜　整理）

病例 15
乙肝肝硬化合并急性非 ST 段
抬高型心肌梗死

病历摘要

【基本信息】

患者男性，47 岁，主因"持续胸痛 6 小时"急诊入院。

现病史：患者 6 小时前晚餐后散步过程中突发胸痛，为闷痛，位于胸骨中下段，范围拳头大小，伴有憋气、出汗、后背部不适，无心悸、黑蒙，无反酸、烧心、腹痛，无咯血、意识丧失，无咳嗽、咳痰、发热，就诊于外院，给予口服药物治疗后症状稍缓解（具体检查及药物不详），仍持续胸痛，遂就诊于我院急诊。心电图提示（图 15-1）窦性心律，Ⅲ导联 ST 段抬高 0.05 mV，余导联未见明显 ST-T 异常。胸痛五项：MYO 90 ng/mL，CK-MB 15.4 ng/mL，TnI 0.75 ng/mL，BNP 67.1 pg/mL，DDIM 120 ng/mL。考虑为急性非 ST

笔记

段抬高型心肌梗死，入导管室行急诊冠状动脉造影检查（图 15-2），提示回旋支远段完全闭塞，置入 2.25 mm×14 mm 支架 1 枚，术后胸痛症状缓解。患者近期无明显活动耐量下降，精神、食欲、睡眠可，大小便正常，近期体重无明显变化。

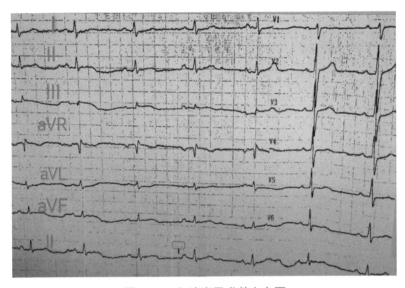

图 15-1　入院当天术前心电图

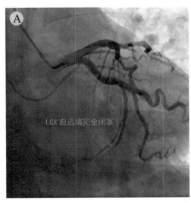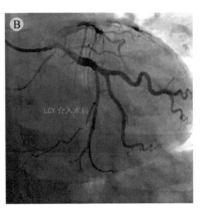

A. PCI 术前影像；B. PCI 术后影像。

图 15-2　冠状动脉造影

既往史：17 年前发现乙肝表面抗原阳性，肝功能正常，未治疗。11 年前开始服用阿德福韦酯抗病毒治疗（具体肝功能、病毒载量不详）。10 年前病毒载量高，加用拉米夫定。8 年前诊断为肝硬化、食管胃底静脉曲张（重度）、脾大、Hp（＋）。7 年前开始服用阿德福韦酯＋恩替卡韦治疗，后多次查 HBV-DNA 均为阴性，血小板计数波动于（24.2 ~ 48.0）×10^9/L。6 年前因车祸外伤导致脾破裂于北京某医院行脾切除术，术后服用阿司匹林 100 mg 每日 1 次，2 个月后出现消化道出血（血红蛋白由 130 g/L 降至 105 g/L）。胃镜提示十二指肠球部溃疡（A2 期）、食管胃底静脉曲张（重度）、Hp（＋）。腹部增强 CT 示肝硬化、再生结节生成，食管下段 – 胃底静脉曲张；脾切除术后，脾静脉、门静脉主干及左右分支广泛栓塞。给予抑酸、保肝、止血、抗 Hp 治疗后，血小板最高升至 538.1×10^9/L，出院后给予华法林抗凝治疗，血小板波动于（150 ~ 220）×10^9/L，半年前停用华法林。高血压病史 6 年余，血压最高达 160/130 mmHg，长期服用氨氯地平＋缬沙坦＋普萘洛尔治疗，平素血压控制在（110 ~ 130）/（70 ~ 80）mmHg。发现血糖升高数年，多次测空腹血糖＞8 mmol/L，4 年前诊断为 2 型糖尿病，长期服用阿卡波糖降糖治疗，血糖控制不佳。4 年前行右侧腹股沟疝无张力修补术。

个人史：否认吸烟史；否认饮酒史。

【体格检查】

体温 36.4 ℃，脉搏 62 次 / 分，呼吸 19 次 / 分，血压 123/82 mmHg，BMI 25.8 kg/m^2。神志清楚，肝病面容，查体合作，未见肝掌、蜘蛛痣。双肺呼吸音清，未闻及干湿啰音及胸膜摩擦音。心界不大，心率 62 次 / 分，心律齐，各瓣膜听诊区未闻及病理性杂音。腹部平坦，左上腹部及右腹股沟区可见陈旧手术瘢痕，全腹无压痛及反跳痛，腹部未触及包块，双下肢无水肿。

【辅助检查】

PCI 术后复查心电图（图 15-3）：窦性心律，Ⅲ 导联 Q 波形成，Ⅱ、Ⅲ、aVF 导联 T 波低平、倒置。

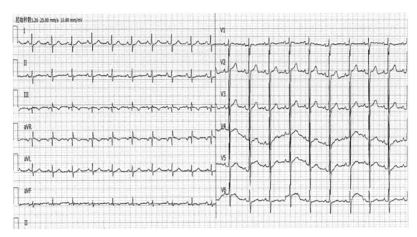

图 15-3   PCI 术后心电图

心肌损伤标志物：CK-MB 15.4 ng/mL，TnI 0.75 ng/mL；后复查 TnI 2.82 ng/mL，CK-MB 9.9 ng/mL，MYO 53.8 ng/mL。

BNP：67.1 pg/mL。

血常规：WBC 11.19×10^9/L，HGB 160.40 g/L，PLT 214.00×10^9/L。

尿常规：pH 8.00，GLU 28 mmol/L，SG 1.015，URO 140 μmol/L。

凝血功能：PT 15.2 s，PTA 63.0%，INR 1.4，TT 19.0 s。

电解质 + 肾功能 + 血糖：K^+ 3.63 mmol/L，Na^+ 140.0 mmol/L，CREA 47.0 μmol/L，URCA 194.0 μmol/L，GLU 7.12 mmol/L。

糖化血红蛋白：7.7%。

肝功能：AST 43.5 U/L，TBIL 37.5 μmol/L，DBIL 13.8 μmol/L，ALB 35.2 g/L，A/G 1.1。

血脂：TG 0.45 mmol/L，HDL-C 0.93 mmol/L，LDL-C 2.55 mmol/L，Pre-A 70.9 mg/L。

乙肝五项：HBsAg 60.51 IU/mL，AntiHBc 7.24 S/CO。

甲状腺功能未见异常。

超声心动图（床旁）：左心室射血分数 65%，心腔内径及运动未见异常。

肝胆脾胰肾：肝硬化，肝囊肿，脾切除术后，胆囊壁毛糙。

【诊断】

急性非 ST 段抬高型心肌梗死，冠状动脉粥样硬化性心脏病，窦性心律，心界不大，心功能 I 级（Killip 分级）；高血压 3 级（很高危）；2 型糖尿病；乙型慢性病毒性肝炎，肝硬化失代偿期；食管胃底静脉曲张（重度）；脾切除术后；右侧腹股沟疝修补术后。

【诊疗经过】

患者为中年男性，持续胸痛，行急诊冠状动脉造影：左主干（LM）未见明显狭窄，左前降支（LAD）未见明显狭窄，左回旋支（LCX）远段 100% 闭塞，右冠状动脉（RCA）未见明显狭窄。考虑 LCX 为罪犯血管，置入 2.25 mm×14 mm 支架 1 枚，术中给予比伐芦定抗凝治疗，术后比伐芦定持续泵入 4 小时。同时给予替格瑞洛抗血小板，瑞舒伐他汀降脂、稳定斑块，贝那普利改善心肌重构，普萘洛尔控制心率，阿卡波糖降低血糖，雷贝拉唑保护胃黏膜，阿德福韦酯＋恩替卡韦抗病毒治疗。

【随访】

术后 1 年复查超声心动图提示左室射血分数 62%，左房增大（左房前后径 42 mm），余心腔大小正常。心电图提示正常心电图。

替格瑞洛抗血小板治疗 12 个月后改为氯吡格雷 75 mg 抗血小板治疗，随访 2 年无缺血及出血事件发生。

笔记

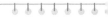

病例分析

本例患者为中年男性，既往有高血压、糖尿病病史，突发胸痛，心电图未见特异ST段升高，有心肌酶升高，诊断为急性非ST段抬高型心肌梗死。患者持续胸痛，为极高危型，根据《非ST段抬高型急性冠状动脉综合征诊断和治疗指南（2016）》，建议选择紧急侵入治疗策略＜2 h（Ⅰ级推荐，C级证据），急诊行冠状动脉造影提示LCX远段闭塞，开通并置入支架，术后患者症状完全缓解。

本例患者NSTEMI合并肝硬化、重度食管胃底静脉曲张，曾服用阿司匹林2个月后出现消化道溃疡出血。此次急诊入院，凝血功能情况不详，考虑比伐芦定半衰期短，出血发生率低，冠状动脉介入治疗术中给予比伐芦定抗凝治疗。患者GRACE评分为108分，属缺血低危。根据学术联合会高出血风险工作组（ARC-HBR）通过回顾文献提出的判断PCI后高出血风险的14条主要标准和6条次要标准，本例患者存在肝硬化伴门静脉高压，属于出血高危，且缺血低危，为回旋支远段病变，PCI术的完美操作也是术后应用单药抗血小板安全性的保证。综合以上情况，给予患者替格瑞洛单药抗血小板治疗12个月，后改为氯吡格雷序贯抗血小板治疗，随访至今无缺血及出血事件发生。

肝脏是蛋白质合成的主要器官，几乎所有的凝血因子均在肝脏中合成，如凝血因子Ⅸ、凝血因子Ⅹ、凝血因子Ⅶ、凝血因子Ⅱ、凝血酶原、C蛋白和S蛋白等。凝血因子Ⅶ在血浆中的浓度最低，因而凝血因子Ⅶ大幅度减少，可能是肝硬化患者出血危险增加的重要原因。比伐芦定是一种特异性直接凝血酶抑制剂，抗凝不依赖于内源性凝血因子，能够与凝血酶直接结合，抑制凝血酶介导的

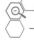
纤维蛋白原向纤维蛋白转化，其半衰期短，抗凝效果好。多项研究（BRIGHT 研究、CUITY 试验、MATRIX 试验）结果显示比伐芦定可减少总不良事件和出血风险，且不增加支架内血栓风险。急诊 PCI 给予比伐芦定抗凝治疗，降低了出血及血栓风险。2019 年波兰心脏病学会心血管介入协会推荐比伐芦定用于所有具备高出血风险因素的 PCI 患者。目前尚没有大规模研究探究肝硬化患者应用比伐芦定的临床试验，期待未来有大规模研究成果指导临床工作。

最初普遍认为，肝硬化对动脉粥样硬化起到保护作用，然而，最近的证据驳斥了这一点。一项关于肝硬化患者的流行病学研究表明，CAD 患病率高达 28%，与普通人群 CAD 的患病率相似，甚至更高，肝硬化失代偿期患者的 CAD 患病风险尤其高。ACS PCI 患者抗血小板用药一直是热点话题，出血及血栓的平衡是目前制定个体化抗栓策略的基石。以 TICO、TAILOR、Globao leaders、STOPDAPT-2 为代表的研究都力在回答这一问题，即短期（1～3 个月）的 DAPT 单药治疗是否可行。这些临床试验几乎都显示，应用以替格瑞洛为代表的 P2Y12 受体拮抗剂单药治疗相对于长期 DAPT 可以明显降低患者的出血风险，而且不增加缺血并发症的发生风险。但对于肝硬化食管胃底静脉曲张这部分人群的 PCI 后抗血小板问题，目前没有统一的指南或共识，对于接受 PCI 置入药物洗脱支架的肝硬化患者，需要我们采用个性化的抗栓方案。

吴其明、宋毓青教授病例点评

本例患者持续胸痛，心电图变化不典型，心肌酶轻度增高，因此早期行冠状动脉造影评估是非常必要的。对于高出血风险患者，

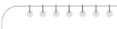

术中应用半衰期短的比伐芦定可以减少出血风险。尽管目前一致认为PCI术后需要应用双联抗血小板药物，但对于肝硬化重度食管静脉曲张合并ACS接受PCI治疗患者，抗栓方案没有相关的指南和专家共识，且本例患者既往服用阿司匹林后消化道出血，尝试给予替格瑞洛单抗治疗，但患者的抗栓方案是否合理有待进一步探讨。

【参考文献】

1. 中华医学会心血管病学分会.非ST段抬高型急性冠脉综合征诊断和治疗指南.中华心血管病杂志，2017，45（5）：359-376.

2. THYGESEN K，ALPERT J S，JAFFE A S，et al. Fourth universal definition of myocardial infarction. J Am Coll Cardiol，2018，72（18）：2231-2264.

3. KHAN P N，NAIR R J，OLIVARES J，et al. Postsplenectomy reactive thrombocytosis. Bayl Univ Med Cent，2009，22（1）：9-12.

4. AHMED T，GRIGORIAN A Y，MESSERLI A W，et al. Management of acute coronary syndrome in patients with liver. Am J Cardiovasc Drugs，2022，22（1）：55-67.

5. 中国医师协会心血管内科医师分会血栓防治专业委员会，中华医学会心血管病学分会介入心脏病学组.经皮冠状动脉介入治疗围术期非口服抗凝药物临床应用中国专家共识.中华心血管病杂志，2018，46（6）：428-437.

6. KIM C，HONG S J，SHIN D H，et al. Randomized evaluation of ticagrelor monotherapy after 3-month dual-antiplatelet therapy in patients with acute coronary syndrome treated with new-generation sirolimus-eluting stents：TICO trial rationale and design. Am Heart J，2019，212：45-52.

（郑迪　整理）

病例 16
肝脏恶性肿瘤复发的支架内再狭窄

病历摘要

【基本信息】

患者男性，79岁，主因"间断胸痛4年，再发2个月"入院。

现病史：患者4年前上3层楼时突发胸痛，为压迫感，位于胸骨下段，范围巴掌大小，伴有呼吸困难、咽部不适，含服"速效救心丸"，约2小时后症状缓解，无大汗、恶心、呕吐，无咳嗽、咳痰、咯血，无黑蒙、头晕等不适。之后反复发作胸痛，就诊于外院，诊断为不稳定型心绞痛，冠状动脉造影提示前降支（LAD）及回旋支（LCX）重度狭窄，于LAD置入3.0 mm×29 mm和3.5 mm×13 mm支架、LCX置入2.5 mm×23 mm支架，出院后服用阿司匹林、氯吡格雷、匹伐他汀、美托洛尔、曲美他嗪、缬沙坦、氨氯地平等药物。

笔记

118

3 个月后因消化道出血停用阿司匹林，规律口服氯吡格雷抗血小板至今，未再出血，平素无胸痛、胸闷等不适。近 2 个月来患者反复于快步走后发作胸痛，位于剑突下，范围拳头大小，性质描述不清，偶有出汗、心悸等不适，就诊于外院，查心电图未见特异性 ST-T 改变，BNP 131.7 pg/mL，为进一步治疗就诊于我科。

既往史：高血压病史 9 年余，规律服用缬沙坦＋美托洛尔缓释片治疗。发现乙肝表面抗原阳性 6 年，未诊治。3 年前诊断为肝硬化、肝脏恶性肿瘤、脾大、食管胃底静脉曲张（中度）、腹水，乙肝病毒定量为 2.94×10^8 IU/mL，给予恩替卡韦分散片抗病毒治疗。近 3 年来行 2 次经导管动脉化疗（洛铂）栓塞术、2 次射频消融术治疗。

个人史：吸烟史 50 年，戒烟 5 年；饮酒史 40 年，戒酒 5 年。

【体格检查】

体温 36.4 ℃，脉搏 82 次 / 分，呼吸 20 次 / 分，血压 BP 134/77 mmHg。肝掌，未见蜘蛛痣，双肺呼吸音清，心率 82 次 / 分，节律整齐，未闻及杂音，腹部查体未见异常，双下肢无水肿。

【辅助检查】

血常规：WBC 4.24×10^9/L，HGB 137 g/L，PLT 123×10^9/L。

肾功能＋电解质：K^+ 3.83 mmol/L，CREA 71.8 μmol/L，UREA 8.16 mmol/L。

空腹血糖：5.45 mmol/L。

肝功能：ALT 14.3 U/L，AST 15.9 U/L，TBIL 19.6 μmol/L，DBIL 8.7 μmol/L。

血脂：TCHO 3.37 mmol/L，TG 0.95 mmol/L，HDL-C 0.78 mmol/L，LDL-C 2.27 mmol/L。

凝血分析：PT 12.4 s，PTA 82%，APTT 36.5 s，D- 二聚体 0.31 mg/L。

腹部增强 CT：肝右叶占位介入术后改变，治疗后病灶旁强化结节灶，考虑恶性病变，较 2021 年 3 月 10 日片为新出现（图 16-1）；肝硬化，脾大，脐静脉开放，食管下段 – 胃底静脉曲张。

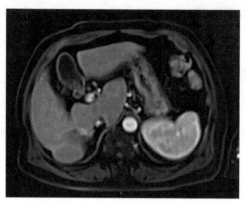

图 16-1　腹部增强 CT

静息心电图：偶发房性期前收缩，未见典型 ST-T 改变（图 16-2）。

超声心动图：左房前后径 40 mm，左室舒张末径 44 mm，左室收缩末径 30 mm，室壁运动正常，左室射血分数 60%，主动脉瓣钙化伴反流（轻度）。

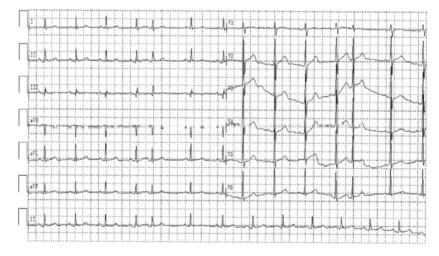

图 16-2　入院静息心电图

【诊断】

冠状动脉粥样硬化性心脏病，心界不大，窦性心律，心功能Ⅱ级（NYHA 分级），PCI 术后；慢性病毒性肝炎，乙型肝硬化（失代偿期），肝脏恶性肿瘤（TACE 术后、RFA 术后），脾大，食管胃底静脉曲张；高血压 3 级（极高危）；高脂血症。

【诊疗经过】

入院后完善相关检查，冠状动脉造影检查提示前降支（LAD）中段第二对角支发出处原支架内再狭窄 95%，远段支架内再狭窄 85%，第二对角支开口狭窄 95%（图 16-3），有冠状动脉介入治疗手术指征。

手术策略选择：LAD 支架内两处再狭窄病变，近段为分叉病变，行切割球囊、后扩球囊充分预处理，后给予药物涂层球囊（drug-coated balloon，DCB）扩张，再狭窄病变消失，分支血流未受累（图 16-4）。

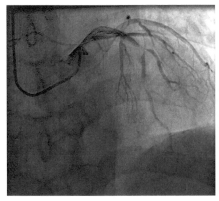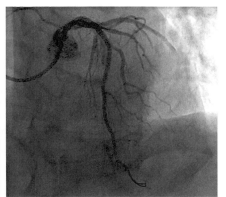

图 16-3　术前冠状动脉造影　　　图 16-4　术后冠状动脉造影

栓策略：术后决定双联抗血小板治疗（DAPT）前，应充分权衡缺血和出血风险。符合高出血风险学术研究联盟（ARC-HBR）定义的高出血风险标准，DAPT 评分为 –1 分，不推荐长期 DAPT；接受

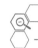
冠状动脉支架置入术及后续双联抗血小板治疗的患者出血并发症预测 PRECISE-DAPT 评分为 40 分，推荐短期 DAPT。综合以上分析，考虑本例患者既往服用阿司匹林后消化道出血，此次给予氯吡格雷单抗治疗，监测患者缺血及出血事件。

他治疗：软食，雷贝拉唑预防出血，阿托伐他汀调脂，缬沙坦、氨氯地平、美托洛尔控制血压，恩替卡韦、富马酸替诺福韦二吡呋酯片抗病毒治疗。

【随访】

出院后 3 个月开始规律于肿瘤内科行肝脏肿瘤介入治疗，术前 5 天停用氯吡格雷，给予低分子肝素抗凝；术后 1 天开始加用氯吡格雷。

随访 1 年无胸闷、胸痛再发，无需要医疗干预的出血事件发生。

病例分析

患者为老年男性，冠状动脉粥样硬化性心脏病、PCI 术后诊断明确，此次快走后再次发作胸痛，考虑为再发心绞痛。入院后完善冠状动脉造影，提示 LAD 支架内再狭窄，需要行冠状动脉介入治疗。

虽然药物洗脱支架（drug eluting stents，DES）的冠状动脉内支架再狭窄（in-stent restenosis，ISR）发生率远低于裸金属支架，但据报道，DES 的 ISR 发生率仍高达 3% ～ 20%，而 ISR 发生的机制主要是动脉损伤伴后续新生内膜组织增生（NIH）。目前较为公认的 ISR 主要危险因素包括再狭窄靶病变、支架较长、血管管径较小、开口病变、斑块负荷重、成角改变、手术结束时最小管腔直径＜3 mm、最小支架面积及支架内直径、支架内新生内膜增生导致晚期管腔丢失、C 型病变、女性、糖尿病、高血压、血脂不达标、肥胖、多血管病变以及使用多个支架等。近年来，长期和短期 DAPT 治疗方案的比较表明，前者显著降低了再次接受 PCIISR 患者的死亡率和不良事件发生率。本例患者原支架较长、分叉病变、术后血脂不达标等因素均为 ISR 的危险因素。有研究提示恶性肿瘤是发生支架内血栓形成的危险因素（$OR=3.06$），但尚未有研究报道其对 ISR 的影响。此外，2020 年 Habib Haybar 等提出在动脉壁损伤后，血小板通过促进血管平滑肌细胞的炎症和迁移以及细胞外基质重塑，尤其是通过分泌不同的趋化因子，在 NIH 的发生和 ISR 中发挥重要作用，因此，抗血小板的治疗策略可能是预防性治疗的基础。本例患者因肝脏肿瘤介入治疗反复停用抗血小板药物，可能也是引起支架内再狭窄的因素之一。

患者为肝硬化伴食管胃底静脉曲张，存在恶性肿瘤复发，符合 ARC-HBR 定义的高出血风险标准。2016 年美国心血管造影和介入学会曾颁布过一份关于肿瘤患者冠心病的专家共识，对于 NSTE-ACS 与 STEMI 患者，合并肿瘤是最强的预后不良因素之一，PCI 是这部分患者的重要治疗方式，但需要平衡冠状动脉病变与肿瘤情况。DES 后需要双联抗血小板治疗至少 6 个月才能保证长期低血栓风险，而术后双联抗血小板治疗出血风险高。考虑本例患者为支架内再狭窄病变，是 DCB 的优选适应证。DCB 是通过局部向冠状动脉血管壁释放抗增殖药物，从而达到抑制血管内膜增生的效果。与 DES 相比，DCB 无聚合物基质，又无金属网格残留，减少了内膜炎症反应，从而大大降低了血栓形成风险，并可缩短双联抗血小板治疗的时间，故对病变给予 DCB 治疗。

冠状动脉介入治疗后抗血小板的药物选择以及治疗时限需要充

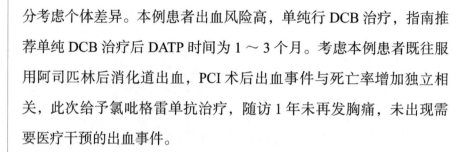

分考虑个体差异。本例患者出血风险高，单纯行 DCB 治疗，指南推荐单纯 DCB 治疗后 DATP 时间为 1 ~ 3 个月。考虑本例患者既往服用阿司匹林后消化道出血，PCI 术后出血事件与死亡率增加独立相关，此次给予氯吡格雷单抗治疗，随访 1 年未再发胸痛，未出现需要医疗干预的出血事件。

吴其明、宋毓青教授病例点评

　　本病例治疗的难点在于高出血风险与高血栓风险共存：肝硬化、食管胃底静脉曲张、既往消化道出血、活动性肿瘤，符合 ARC-HBR 定义的高出血风险主要标准；而恶性肿瘤本身存在高凝状态，ISR 为支架内血栓发生的危险因素，因此手术及抗栓治疗策略的选择尤为重要。要尽量减少支架置入，同时也要注意凝血变化带来的血栓及出血风险以调整抗栓治疗方案。已有大量的临床证据证明了 DCB 处理支架内再狭窄病变时的良好疗效，同时也有证据支持 DCB 可用于治疗小血管病变、分叉病变、部分冠状动脉血管原发病变，以及不能耐受或不适合长期口服双联抗血小板药物的患者，对于本例患者 DCB 是最佳选择。目前相关研究显示 DCB 术后 1 ~ 3 个月双联抗血小板治疗可获得较好的安全性及有效性。本例患者在上次 DES 治疗后采用双抗治疗 3 个月（因消化道出血停用阿司匹林），后续氯吡格雷单抗治疗 4 年发生再狭窄。此次 DCB 治疗后采用氯吡格雷单抗治疗 1 年，虽无出血并发症，但对远期 ISR 尚无法预测。有研究提出支架置入前后患者血小板活性的评估或许能预测 ISR 的发生，对于服用阿司匹林后有出血的患者，氯吡格雷联合磷酸二酯酶Ⅲ抑制剂（即西洛他唑）也是一种选择。

【参考文献】

1. HABIB H，SEYED M S P，NAJMALDIN S. Platelets in In-stent restenosis：from fundamental role to possible prognostic application. Curr Cardiol Rev，2020，16（4）：285-291.

2. CAMPO G，TEBALDI M，VRANCKX P，et al. Short- versus long-term duration of dual antiplatelet therapy in patients treated for in-stent restenosis：a PRODIGY trial substudy（Prolonging dual antiplatelet treatment after grading stent-induced intimal hyperplasia）. J Am Coll Cardiol，2014，63（6）：506-512.

3. MOUSSA I D，MOHANANEY D，SAUCEDO J，et al. Trends and outcomes of restenosis after coronary stent implantation in theunited states. J Am Coll Cardiol，2020，76（13）：1521-1531.

4. DAS D，ASHER A，GHOSH A K. Cancer and coronary artery disease：common associations，diagnosis and management challenges. Curr Treat Options Oncol，2019，20（6）：46.

5. 《药物涂层球囊临床应用中国专家共识》专家组 . 药物涂层球囊临床应用中国专家共识 . 中国介入心脏病学杂志，2016，24（2）：61-67.

6. 中华医学会心血管病学分会动脉粥样硬化与冠心病学组，中华医学会心血管病学分会介入心脏病学组，中国医师协会心血管内科医师分会血栓防治专业委员会，等 . 冠心病双联抗血小板治疗中国专家共识 . 中华心血管病杂志，2021，49（5）：432-454.

7. LOH J P，BARBASH I M，WAKSMAN R. The current status of drug-coated balloons in percutaneous coronary and peripheral interventions. EuroIntervention，2013，9（8）：979-988.

（王 昭　整理）

病例 17
丙型肝炎合并真性冠状动脉瘤的介入治疗

病历摘要

【基本信息】

患者男性，62岁，主因"间断胸痛2年，加重1个月"入院。

现病史：患者2年前无明显诱因出现胸痛，位于心前区，为隐痛，范围拳头大小，与活动、进食无关，无肩背部放射痛，无头晕、恶心、心悸、大汗等不适，每次发作持续10分钟左右，休息后缓解，症状发作不频繁，患者未积极诊治。1个月前上述症状加重，快步行走即可出现，持续数十分钟可自行缓解，就诊于当地医院，考虑不稳定型心绞痛，冠状动脉造影提示前降支近中段轻中度狭窄，给予阿司匹林、阿托伐他汀治疗，后症状仍有发作，为进一步诊治来我院，以"冠心病不稳定型心绞痛"收入院。

既往史：高血压病史 4 年，血压最高 180/100 mmHg，口服氨氯地平 5 mg，每日 1 次。高脂血症病史 4 年，近 1 个月开始服用阿托伐他汀降脂治疗。无糖尿病、肾病病史。否认食物、药物过敏史。30 年前左侧胫骨骨折，行手术修复，并输血治疗。发现丙型肝炎 20 年，未行抗病毒治疗。

个人史：吸烟 30 年，约 5 支 / 日，已戒 2 年；否认饮酒史。

家族史：否认早发冠心病家族史及传染病家族史。

【体格检查】

脉搏 58 次 / 分，血压 118/80 mmHg。神志清楚，查体合作。全身皮肤无黄染，无肝掌、蜘蛛痣，无皮疹、瘀斑及皮下出血。颈静脉无怒张，双肺呼吸音清，心律齐，心率 58 次 / 分，无杂音。腹软无压痛，肝脾未触及。双下肢无水肿。

【辅助检查】

肌酸激酶、肌酸激酶同工酶、肌钙蛋白 I 均为阴性。

血常规：WBC 5.39×10^9/L，RBC 4.44×10^{12}/L，PLT 200×10^9/L。

肝功能：ALT 30.6 U/L，AST 30.2 U/L，TBIL 8.5 μmol/L，DBIL 3.7 μmol/L，ALB 42.5 g/L。

血脂：TCHO 3.16 mmol/L，TG 0.91 mmol/L，HDL-C 1.31 mmol/L，LDL-C 1.5 mmol/L。

肾功能 + 电解质 + 血糖：Cr 73.2 μmol/L，UA 341 μmol/L，FPG 4.45 mmol/L，K^+ 3.54 mmol/L。

糖化血红蛋白：5.0%。

凝血功能：PT 13 s，PTA 83%，D- 二聚体 0.09 mg/L。

丙肝抗体（化学发光微粒子免疫检测法）14.61 S/CO，丙型肝炎病毒核酸定量 < 2.5×10^2 IU/mL。

乙肝五项：乙肝表面抗原（－），乙肝表面抗体（－），乙肝 e 抗原（－），乙肝 e 抗体（－），乙肝核心抗体（＋）。

心电图：窦性心律，心率 57 次 / 分，大致正常心电图。

腹部超声：肝实质回声偏粗，胆囊壁毛糙，右肾囊肿。

超声心动图：各房室内径正常，左室射血分数 68%，未见室壁运动异常。

【诊断】

冠状动脉粥样硬化性心脏病，不稳定型心绞痛，心界不大，窦性心律，心功能Ⅰ级（NYHA 分级）；高血压 3 级（很高危）；慢性丙型病毒性肝炎。

【诊疗经过】

入院后完善相关检查，第 4 天行冠状动脉造影检查提示前降支（LAD）为临界病变，病变迂曲合并冠状动脉瘤（coronary artery aneurysm，CAA）；右冠状动脉先天细小，近中段内膜不光滑（图 17-1）。血管内超声提示前降支近中段最小管腔面积 2.50 mm²（图 17-2），狭窄面积 80%，狭窄病变中段局部管腔向外突出，三层结构完整，为真性动脉瘤改变，未见撕裂片及附壁血栓，瘤体长约 10 mm，最大直径 6.82 mm（图 17-3）。其余病变处可见散在内膜、中膜钙化，纤维斑块为主，狭窄最重处为脂质斑块。根据冠状动脉造影及 IVUS 检查结果，给予经皮冠状动脉介入治疗，前降支置入 2.75 mm×33 mm、3.0 mm×23 mm 支架 2 枚，覆盖狭窄病变及 CAA（图 17-4）。术后 IVUS 复查，显示支架膨胀，除 CAA 处其余贴壁良好，未见夹层及血肿，最小支架面积 9.12 mm²（图 17-5）。术后患者未再发作胸痛，给予阿司匹林＋替格瑞洛双联抗血小板，瑞舒伐他汀降低血脂、稳定斑块，雷贝拉唑钠肠溶片保护胃黏膜、防止消化道出血，苯磺酸氨氯地平控制血压治疗。

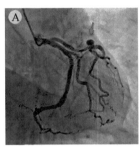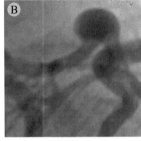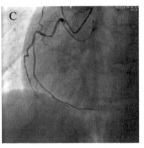

A. 左前降支狭窄病变；B. 冠状动脉瘤；C. 右冠状动脉细小。

图 17-1　术前冠状动脉造影

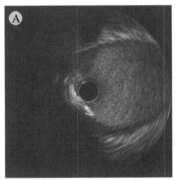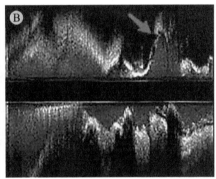

A. CAA 横截面，B. CAA 长轴，红色箭头提示 CAA。

图 17-2　术前 CAA IVUS

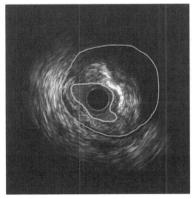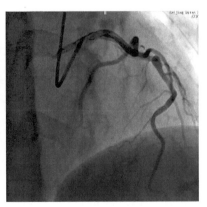

图 17-3　术前 IVUS 所示　　　图 17-4　PCI 术后即刻冠状动脉
最小管腔面积　　　　　　　　造影

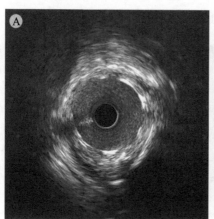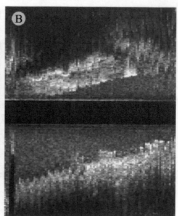

A. 支架膨胀、贴壁良好；B. 支架长轴，瘤体封闭。

图 17-5 PCI 术后 IVUS

【随访】

12 个月后停用替格瑞洛，继续给予阿司匹林、瑞舒伐他汀、氨氯地平冠心病二级预防治疗。随访 3 年患者未再发作心绞痛。

患者因个人原因未进行抗丙肝病毒治疗。

病例分析

本例患者为慢性丙型病毒性肝炎（HCV），越来越多的研究发现，HCV 感染不仅累及肝脏，还有多种肝外表现。其中一个研究热点就是丙型肝炎与冠心病的关系。最早在 2011 年美国胃肠病学会年会上展示的一项回顾性研究结果显示，HCV 感染患者的冠心病患病率显著高于对照受试者，且对严重程度综合评分的结果显示，HCV 感染组冠心病的整体严重程度显著高于对照组，提示 HCV 阳性增加冠心病的风险及严重程度。另一项纳入 27 项研究的荟萃分析显示，HCV 感染人群相比对照人群，冠心病发病风险显著升高。虽然目前有关 HCV 增加冠心病发生风险的准确机制尚不清楚，但也有研究对此给出了一定方向，如持续的炎症反应、多种细胞因子的释放和氧化应激的增加、细胞免疫和体液免疫功能的紊乱、肝脂肪变性等。越来越多的学者认为慢性丙型肝炎与代谢性疾病相关，常会引起代谢紊乱，如胰岛素抵抗引发糖尿病，而由此引发的高血糖本身就是冠心病的危险因素之一。本例患者发现 HCV 感染已 20 余年，虽然是在发现高血压、高血脂后 4 年诊断为冠心病，但动脉粥样硬化的发展在代偿期可以长达数十年，因此也不排除 HCV 病毒的持续存在对冠状动脉的粥样硬化起促进作用。

本例患者传统心血管危险因素包括高龄、高血压、吸烟，有劳力性胸痛症状，经药物治疗仍有发作。冠状动脉造影提示前降支临界病变，病变处合并 CAA，CAA 及冠状动脉扩张最常见的病因为冠状动脉粥样硬化。从冠状动脉造影看，右冠状动脉先天细小，左冠状动脉负担供血面积大，IVUS 检查提示病变面积狭窄较重，最窄处面积仅 2.5 mm^2，脂质斑块，达到干预指征。CAA 如果导致急性心肌梗死，治疗重点在于恢复血流，因血栓负荷往往较重，需要血栓抽吸联合血小板糖蛋白 Ⅱ b/ Ⅲ a 抑制剂治疗，并且无复流和远端栓塞发生率仍较高；而无急性心肌梗死的 CAA 患者，考虑行 PCI 治疗前一定要更严格地评估狭窄病变严重程度及对供血的影响。根据腔内影像学评估，本例患者病变处面积狭窄较重，对心肌供血的影响极大，达到 PCI 干预指征，根据 2008 年 Cohen P 等提出的 CAA 管理流程，可以给予患者支架覆盖。术后 IVUS 检查证实除 CAA 处外，其余病变部位支架贴壁、膨胀良好，未见内膜撕裂及夹层血肿，支架面积 9.12 mm^2。术后患者未再发作胸痛。

大多数 HCV 感染患者因不能自发清除病毒而发展为慢性 HCV 感染。慢性感染导致一部分患者发生肝纤维化且最终发生肝硬化，

笔记

既往研究发现 HCV 相关肝细胞癌（HCC）发生率在感染 30 年后为 1%～3%，与乙型病毒性肝炎感染不同，HCV 感染者中的肝细胞癌几乎仅发生于存在肝硬化的患者中。本例患者 HCV 感染考虑为 30 年前输血所致可能性大，而研究提示输血后丙型肝炎患者 HCC 发生率相对较高。根据 2020 年《欧洲肝病学会推荐意见：丙型肝炎的治疗》建议，所有 HCV 感染初治或经治的代偿期或失代偿期慢性肝病患者均需要治疗（A1），从而预防 HCV 相关的肝脏和肝外疾病并发症；通过治疗实现预防，防止 HCV 的继续传播，但本例患者因个人原因拒绝进行抗 HCV 治疗。此类患者如果进行抗病毒药物治疗，需要考虑药物的相互作用：替格瑞洛是 CYP3A4 和 P-gp 的底物，由于抗 HCV 药物维帕他韦和伏西瑞韦抑制 P-gp，格卡瑞韦、哌仑他韦、艾尔巴韦对 CYP3A4 的弱抑制和对 P-gp 的抑制的加性效应，可能使其浓度增加，存在潜在的相互作用，用药期间需要尽量避免同时使用，而阿司匹林及氯吡格雷与上述药物均无相互作用。

吴其明、宋毓青教授病例点评

本例患者反复发作胸痛，经药物治疗后仍有发作，冠状动脉造影提示前降支临界病变，合并 CAA。IVUS 是评价 CAA 的最佳工具，可精准评估病变情况及 PCI 术后即刻效果，极大减少了支架内血栓及远期支架贴壁不良的发生风险。安全有效地干预病变，是此类病变处理时理想的治疗策略。HCV 可能增加冠心病的风险及严重程度，应尽早行抗 HCV 病毒治疗，可降低包括心血管疾病在内的非肝脏病因的死亡风险。

笔记

【参考文献】

1. 赵健，魏博，梁春 . HCV 感染与动脉粥样硬化的关系 . 临床肝胆病杂志，2018，34（2）：407-409.

2. 血管内超声在冠状动脉疾病中应用的中国专家共识专家组 . 血管内超声在冠状动脉疾病中应用的中国专家共识（2018）. 中华心血管病杂志，2018，46（5）：344-351.

3. DAVIDE C，DEEPAK L B，MICHAEL G，et al. Bleeding avoidance strategies in percutaneous coronary intervention. Nat Rev Cardiol，2022，19（2）：117-132.

4. 乔树宾，崔锦钢，蒋晓威，等 . 冠状动脉扩张症的新分型及临床意义 . 中华心血管病杂志，2018，46（10）：756-759.

5. European Association for the study of the Liver. EASL recommendations on treatment of hepatitis C：Final update of the series. J Hepatol，2020，73（5）：1170-1218.

6. COHEN P，O'GARA P T. Coronary artery aneurysms：a review of the natural history，pathophysiology，and management. Cardiol Rev，2008，16（6）：301-304.

（杨柳　整理）

笔记

病例 18
乙肝合并心房扑动的射频消融

【基本信息】

患者男性，82岁，主因"发现房性期前收缩20年，心悸7小时"入院。

现病史：患者房性期前收缩病史20余年，平素无心悸等不适，未治疗。入院前7小时无明显诱因突发心悸，伴头晕，持续不缓解，无头痛、视物模糊、黑蒙、意识丧失，无耳鸣、听力下降，无胸闷、胸痛，无消瘦易怒，无咳嗽、咳痰，无反酸、烧心。呼叫120，行心电图检查，提示心房扑动，心室率130次/分。就诊于我院急诊，复查心电图仍提示心房扑动。为进一步治疗，收入CCU病房。

既往史：慢性乙型病毒性肝炎12年，口服恩替卡韦抗病毒治疗。

7 年前患十二指肠球溃疡伴出血、贲门撕裂。1 年复查胃镜，提示慢性非萎缩性胃炎。高血压病史 3 年，最高血压 180/100 mmHg，口服缬沙坦治疗，血压波动于（120 ～ 130）/（70 ～ 80）mmHg。否认冠心病、糖尿病病史。否认其他传染病病史。

个人史：否认吸烟、饮酒史。否认心血管疾病家族史。

【体格检查】

体温 36.3 ℃，脉搏 90 次 / 分，呼吸 19 次 / 分，血压 127/90 mmHg，BMI 17 kg/m²。神志清楚，双肺呼吸音清，未闻及干湿啰音。心界向左侧扩大，心率 105 次 / 分，心律不齐，各瓣膜听诊区未闻及病理性杂音。腹部平坦，肝脾肋下未触及。双下肢无水肿。

【辅助检查】

肝功能：ALT 22.7 U/L，AST 30.3 U/L，TP 66.3 g/L，ALB 39.3 g/L。

乙肝系列：乙肝表面抗原 93.83 IU/mL（阳性），乙肝 e 抗体 0.01 S/CO（阳性），乙肝核心抗体 11.44 S/CO（阳性），乙肝表面抗体 0.32 mIU/mL（阴性），乙肝 e 抗原 0.42 S/CO（阴性）。

乙肝病毒核酸（HBV-DNA）（图 18-1）：2020 年后 HBV-DNA 低于检查下限。

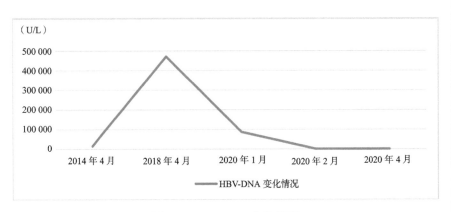

图 18-1　HBV-DNA 变化情况

血脂：TCHO 3.96 mmol/L，TG 0.62 mmol/L，HDL-C 1.25 mmol/L，LDL-C 2.21 mmol/L。

TnI ＜ 0.05 ng/mL。

BNP：入院最高 353 pg/mL，出院前复查 70.4 pg/mL。

凝血功能、电解质、肾功能、甲状腺功能正常。

入院当天心电图（图 18-2）：心房扑动，2 ∶ 1 至 4 ∶ 1 下传，心室率 105 次 / 分。

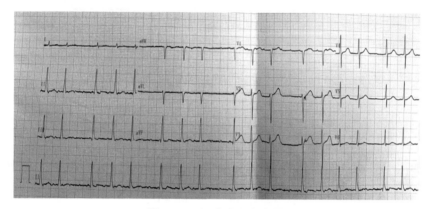

图 18-2　入院当天心电图

术后心电图（图 18-3）：窦性心动过缓，心率 57 次 / 分，Ⅰ度房室传导阻滞。

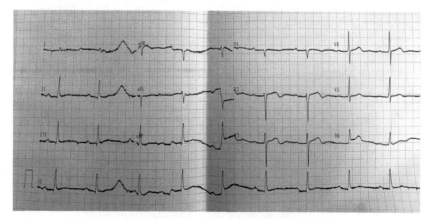

图 18-3　术后心电图

经胸超声心动图（床旁）：双房增大（右房横径 45 mm，左房前后径 41 mm），左心室射血分数 62%。

经食管超声心动图：左心房及左心耳、右心房及右心耳未见血栓（图 18-4）。

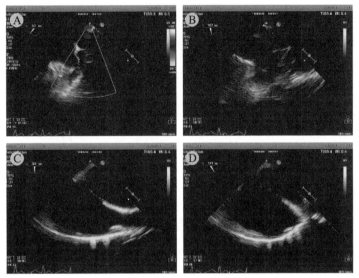

A、B. 左心房及左心耳未见血栓；C、D. 右心房及右心耳未见血栓。

图 18-4　经食管超声心动图

1 年前门诊腹部超声：肝弥漫性病变，肝内结节（血管瘤？），胆囊多发息肉样病变，右肾囊肿。

术后第 2 天心包超声：少量心包积液。

胸部增强 CT+ 肺静脉重建：①肺静脉及其属支未见明显充盈缺损；②两肺多发结节灶，部分为钙化灶，部分考虑肉芽肿结节可能；③右肺下叶肺大疱、右肺中叶少许慢性炎症；④双侧肋胸膜肥厚、钙化，胸膜下少许慢性炎症。

【诊断】

持续性心房扑动；高血压 3 级（很高危）；慢性乙型病毒性肝炎；慢性非萎缩性胃炎；胆囊息肉；右肾囊肿。

【诊疗经过】

患者为老年男性，发现房性期前收缩20年，本次因心悸7小时入院。入院后心悸症状突出且持续存在，心电图及持续心电监护示持续心房扑动，心室率最快135次/分，血压（80～90）/60 mmHg。结合患者20年房性期前收缩无症状，此次心房扑动、心悸症状明显，考虑为新发心房扑动，予以低分子肝素抗凝，持续静脉胺碘酮达总量1950 mg，未能转复。依据国内外指南，对于症状持续性心房颤动，使用抗心律失常药物治疗后无效或不能耐受者，导管消融可作为合理选择（Ⅱa级推荐，B级证据）。选择电生理检查＋射频消融术治疗，手术当天完善经食管超声心动图及胸部增强CT+肺静脉重建检查，以排除左心房血栓，了解肺静脉解剖位置。术中电生理检查证实心房扑动为三尖瓣峡部依赖逆钟向折返型心房扑动，于三尖瓣低位峡部行线性消融，消融中心房扑动终止，恢复窦性心律，反复心房程序刺激未能诱发心房扑动、心房颤动。患者术后心率在60次/分左右。术后给予胺碘酮口服3个月逆转心房重构并维持窦性心律，$CHA_2DS_2\text{-}VASc$ 评分为3分，HAS-BLED评分为3分，给予达比加群抗凝治疗。既往有消化道出血病史，给予泮托拉唑抑酸，继续缬沙坦降压，血压控制不达标，加用氨氯地平。继续原乙肝抗病毒方案，监测肝功能、HBV-DNA、AFP。

【随访】

门诊随访，患者无心悸症状，无出血及血栓事件，规律复查心电图及动态心电图，3个月后停胺碘酮及达比加群。术后2年再发心悸入院，诊断为心房扑动复发，给予低分子肝素抗凝，胺碘酮共2400 mg复律，3天后转为窦性心律，患者及其家属拒绝再次抗凝及消融治疗。

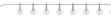

病例分析

患者为高龄老年男性，低体重，BMI 17 kg/m²，房性期前收缩病史 20 余年，平素无心悸症状，此次因持续 7 小时心悸入院，心电图提示心房扑动，结合患者病史，考虑为新发心房扑动。对于血流动力学稳定的新近发生的心房扑动，可予以药物复律，研究发现药物可使 50% 的新发心房颤动患者转复为窦性心律，而本例患者用药后未能转复。同时大量临床研究已证实心房颤动导管消融的有效性和安全性，在维持窦性心律方面显著优于药物治疗，可显著改善症状和生活质量，缩短抗凝时间，故患者选择射频消融治疗，手术成功，术中转为窦性心律。

长期以来，传染病一直被认为能够引起心脏病和心律失常，且多种病毒感染与心律失常的发展有关，如呼吸道合胞病毒、单纯疱疹病毒、流感病毒、肝炎病毒和人类免疫缺陷病毒。中国台湾一项为期 13 年的全国性基于人群的研究在有关慢性乙型和丙型肝炎感染患者心律失常的风险中提到，HBV 或 HCV 感染的患者窦房结功能障碍和心房颤动经常相互关联，从而相互共存、相互作用、启动和延续，其共同病理生理学的机制是心房肌力牵张、心房重构和心房炎症。

对于血液传播性疾病的患者，临床应用经食管超声心动图检查时，中国专家共识建议使用透声性能良好的探头套隔离经食管超声心动图检测探头。我院在经食管超声心动图检查中对于存在血液传播性疾病的患者，针对不同类型的血液传染病使用不同的探头，并对探头进行分类检查、消毒和存放。

吴其明、宋毓青教授病例点评

本例患者为高龄、低体重、新发心房扑动者，同时存在慢性乙肝、高血压、消化道出血病史，对其心房扑动的治疗，射频消融为最优策略，可以减少长期口服抗心律失常药物带来的一系列副作用，同时可避免长期抗凝增加的出血风险。但心房颤动是一种增龄性疾病，随着年龄增长，心房颤动发病率也逐年增加，即使消融成功，随着年龄增加可能出现再发，因此需要终身监测。

【参考文献】

1. HINDRICKS G, POTPARA T, DAGRES N D, et al. 2020 ESC guidelines for the diagnosis and management of atrial fibrillation developed in collaboration with the european association of cardio-thoracic surgery. Eur Heart J, 2021, 42（5）: 373-498.

2. 中华医学会心电生理和起搏分会，中国医师协会心律学专业委员会，中国房颤中心联盟心房颤动防治专家工作委员会. 心房颤动: 目前的认识和治疗建议（2021）. 中华心律失常学杂志，2022, 26（1）: 15-88.

3. 中华医学会心电生理和起搏分会，中国医师协会心律学专业委员会. 室上性心动过速诊断及治疗中国专家共识.（2021）. 中华心律失常学杂志，2022, 26（3）: 202-262.

4. 经食管超声心动图临床应用中国专家共识专家组. 经食管超声心动图临床应用中国专家共识. 中国循环杂志，2018, 33（1）: 11-23.

5. WU V C, CHEN T H, WUM, et al. Risk of cardiac arrhythmias in patients with chronic hepatitis B and C infections – a 13-year nationwide population-based study. J Cardiol, 2019, 74（4）: 333-338.

（韩晓涛 整理）

病例 19
乙肝合并急性肺栓塞的
溶栓治疗

病历摘要

【基本信息】

患者男性，49岁，主因"喘憋3天"入院。

现病史：患者3天前无明显诱因出现喘憋，步行数百米即可诱发，伴双下肢肿胀，活动耐力明显下降，无夜间阵发性呼吸困难，无胸痛、心悸，无黑蒙、晕厥等不适。当日就诊于我院门诊，完善检查：D-二聚体 4.90 mg/L；血气分析：二氧化碳分压 29.55 mmHg，氧分压 65.41 mmHg；心电图：窦性心动过速，$V_1 \sim V_3$ 导联 T 波倒置；超声心动图：左房增大，轻度三尖瓣反流，轻度肺动脉高压（TI 法估计肺动脉收缩压 46 mmHg）。考虑急性肺栓塞可能性大，建议患者住院治疗，患者拒绝。每日口服呋塞米 20 mg，喘憋较前有

141

所好转，双下肢水肿减轻。入院当天 CT 肺动脉造影提示两侧肺动脉主干及分支栓塞，肺气肿。为求进一步诊治，门诊以"急性肺栓塞"收入 CCU 病房。

既往史：平素健康状况一般，痛风病史 8 年，口服别嘌醇、双氯芬酸二乙胺等药物治疗，双下肢间断肿胀 5 年。高血压病史 2 年，既往血压最高达 180/120 mmHg，间断口服硝苯地平治疗，未监测血压。

个人史：公司职员，否认吸烟史，饮酒史 30 余年，目前每日饮酒量（折合乙醇）约 160 g。

家族史：否认家族中存在静脉血栓栓塞症病史。

【体格检查】

体温 36.3 ℃，脉搏 97 次 / 分，呼吸 16 次 / 分，血压 127/70 mmHg，BMI 38.6 kg/m^2。神志清楚，体型肥胖，双肺呼吸音低，未闻及干湿啰音及胸膜摩擦音。心率 97 次 / 分，心律齐，各瓣膜听诊区未闻及病理性杂音。腹部查体未见异常，四肢活动无受限，双下肢对称性中度可凹性水肿。

【辅助检查】

入院前 3 天：

肝功能、肾功能未见明显异常。

hsTnI：0.123 ng/mL（↑）。

BNP：324.50 pg/mL（↑）。

凝血分析：D- 二聚体 4.90 mg/L，余未见异常。

血气分析：pH 7.437，PCO$_2$ 3.94 kPa，PO$_2$ 8.72 kPa，HCO$_3^-$ 19.5 mmol/L。

心电图：窦性心动过速，心率 111 次 / 分，Ⅰ 导联 S 波加深，Ⅲ 导联出现 Q 波并 T 波倒置（图 19-1）。

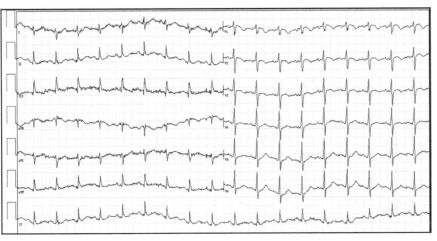

图 19-1　门诊心电图

超声心动图：左房增大（左房前后径 40 mm），轻度肺动脉高压（pulmonary artery systolic pressure，PASP）为 46 mmHg，三尖瓣轻度反流。

入院当天：

CT 肺动脉造影：两侧肺动脉主干及分支栓塞，肺气肿（图 19-2）。

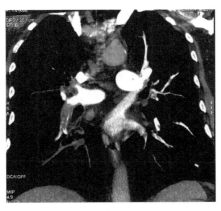

图 19-2　入院当天 CT 肺动脉造影

超声心动图：左房增大（左房前后径为 42 mm），右心增大（右房横径 × 上下径为 57 mm × 46 mm，右室左右径为 45 mm），中度肺动脉高压（PASP 67 mmHg），三尖瓣、主动脉瓣轻度反流。

凝血分析：D- 二聚体 6.97 mg/L，余未见异常。

血常规、肝肾功能、电解质、甲状腺功能、肿瘤标志物未见明显异常。

血脂：TCHO 5.74 mmol/L，LDL-C 3.87 mmol/L。

乙肝系列：乙肝表面抗原 31.02 IU/mL，乙肝 e 抗体 0.01 S/CO，乙肝核心抗体 9.95 S/CO；HBV-DNA 1.07×10^2 IU/mL。

下肢血管超声：双侧腘静脉血栓形成；腹部超声：轻度脂肪肝。

【诊断】

急性肺栓塞（中高危型）；高血压 3 级（很高危）；肥胖；双侧腘静脉血栓形成；慢性乙型病毒性肝炎；高脂血症；轻度脂肪肝；痛风。

【诊疗经过】

患者为中年男性，有喘憋症状，D- 二聚体升高，血气分析提示低氧血症、低碳酸血症，超声心动图可见右心增大（新近发生）、三尖瓣反流、肺动脉高压，CT 肺动脉造影提示两侧肺动脉主干及分支闭塞，下肢血管超声提示双侧腘静脉血栓形成，急性肺栓塞诊断明确，存在心脏生物学标志物升高，右心室舒张末期内径 / 左心室舒张末期内径 > 0.9，三尖瓣反流最大流速（TRV_{max}）为 378 cm/s，考虑为中高危型。复查超声心动图提示进展的右心增大、肺动脉高压，在溶栓时间窗内，无绝对禁忌证，给予阿替普酶 100 mg 溶栓治疗，6 小时后给予依诺肝素 100 单位 /kg、每 12 小时 1 次抗凝治疗。

溶栓后第 2 天，患者胸闷、喘憋症状缓解，复查血气分析示 PCO_2 4.77 kPa，PO_2 10.24 kPa，HCO_3^- 22 mmol/L；超声心动图示左房增大（左房前后径 41 mm），余心腔内径在正常范围，三尖瓣轻度反流（TRV_{max} 271 cm/s），估测 PASP 为 34 mmHg，较前好转。进一步明确肺栓塞发生的病因，完善相关检查：特种蛋白补体 C3 1.98 g/L，

笔记

补体 C4 0.40 g/L，类风湿因子 55 IU/mL，较正常值升高，其余免疫球蛋白、铜蓝蛋白、抗链球菌溶血素 "O" 及抗核抗体、抗 ENA 抗体未见明显异常。给予依诺肝素联合华法林抗凝，调节 INR 目标值为 2.0 ～ 3.0，达标后停用依诺肝素，华法林维持，同时给予降脂、降压治疗。患者目前 HBV-DNA 阳性，ALT 正常，肝病科会诊后暂未进行抗乙肝病毒治疗，嘱患者监测 HBV-DNA 定量及 ALT 水平。

溶栓后第 5 天复查心电图提示窦性心律，心率 58 次 / 分，Ⅰ 导联 S 波消失（图 19-3）；超声心动图提示左房增大，三尖瓣轻度反流，估测 PASP 为 29 mmHg。溶栓后第 8 天复查 CT 肺动脉造影提示左、右肺动脉干近端及右肺动脉多发栓塞。溶栓后第 10 天双下肢血管超声显示双下肢动脉内膜欠光滑，双侧动静脉未见血栓。

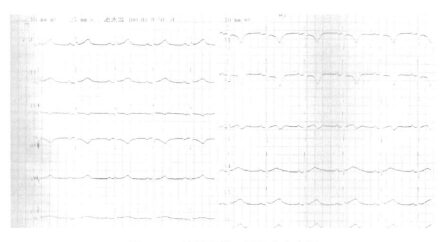

图 19-3　溶栓后第 5 天复查心电图

患者病情平稳，INR 达标后出院，规律华法林抗凝、辛伐他汀降脂、美托洛尔缓释片降压治疗，嘱患者警惕出血情况，定期复查。

【随访】

门诊随访 2 年，规律华法林抗凝、辛伐他汀降脂、美托洛尔缓释片降压治疗，维持 INR 目标值 2.0 ～ 3.0，无皮肤、消化道等出血发生。

出院后 4 个月复查 CT 肺动脉造影提示左肺动脉主干、下叶动脉分支、右肺中叶动脉分支多发栓塞，较前好转（图 19-4）。

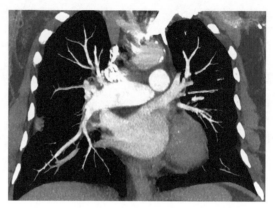

图 19-4　溶栓后 4 个月复查 CT 肺动脉造影

出院后 2 年复查下肢血管超声提示双下肢静脉血流呈云雾状影，考虑高凝状态。超声心动图显示静息状态下心脏结构及血流未见明显异常。

病例分析

急性肺栓塞（pulmonary embolism，PE）是全球第三大常见的心血管疾病死因，仅次于冠心病和卒中。急性肺栓塞由于发病隐匿经常被忽略，严重性也经常被低估。近年随着对静脉血栓栓塞性疾病认识的提高、多学科救治的参与及 CT 肺动脉造影的广泛使用，急性肺栓塞的早期检出率有所提高、死亡率有所下降。目前对于重症肺栓塞的再灌注治疗方式主要包括静脉溶栓、导管介入和外科切开取栓等。本例患者为中年男性，急性起病，CT 肺动脉造影证实两侧肺动脉主干及分支栓塞，考虑分型为中高危，需要评估是给予抗凝治疗还是再灌注治疗。本例患者双侧肺动脉主干栓塞，右心后负荷过重表现进展，心电图提示 I 导联 S 波加深、$V_1 \sim V_4$ 导联 ST 段异常，考虑预后不良，评估无禁忌证，采用积极静脉溶栓的治疗策略。

关于病因方面分析，本例患者为中年男性，存在肥胖、运动量少等危险因素，肺栓塞的病因分析考虑为双侧腘静脉血栓形成。针对双侧腘静脉血栓形成原因，患者住院期间完善部分免疫相关检查，蛋白补体 C3、C4 及类风湿因子轻度升高，其余免疫指标未见明显异常，目前无乙肝与肺栓塞相关性的报道。随访过程中下肢血管超声提示双下肢静脉血流呈云雾状影，考虑高凝状态，嘱患者于外院完善抗凝血酶、蛋白 C 和蛋白 S 等相关检查，同时继续长期抗凝治疗。

本例患者为慢性乙型病毒性肝炎，就诊时未达到抗乙肝病毒治疗标准，但根据 2022 年中华医学会肝病学分会推出的《扩大慢性乙型肝炎抗病毒治疗的专家意见》，对于血清 HBV-DNA 阳性者，无论 ALT 水平高低，只要年龄 > 30 岁，均建议行抗病毒治疗，恩替卡韦、替诺福韦、阿德福韦酯等常用抗病毒药物与华法林均无药物相互作用。

本例患者需警惕肝病进展，一旦出现肝硬化，有出凝血障碍或食管胃底静脉曲张等风险，出血风险高。根据 2020 年《下腔静脉滤器置入术和取出术规范的专家共识（第 2 版）》，对于已经发生有症状的肺栓塞或下腔静脉及髂、股、腘静脉急性血栓形成的患者，有下述情况之一者是下腔静脉滤器置入的绝对适应证：①存在抗凝治疗禁忌证者；②抗凝治疗过程中发生出血等并发症者；③充分的抗凝治疗后仍复发肺栓塞和各种原因不能达到充分抗凝者。对于本例患者应继续随访，必要时置入下腔静脉滤器。

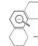

吴其明、宋毓青教授病例点评

　　本病例的问题在于入院前 3 天门诊相关检查高度怀疑肺栓塞时应尽快完善 CT 肺动脉造影并给予早期抗凝治疗。2020 年中华医学会心血管病学分会推出了《急性肺栓塞多学科团队救治中国专家共识》，号召多学科团队通过"快速反应、联合行动、正确决策"来降低急性肺栓塞患者的死亡率。重症肺栓塞的再灌注治疗方式包括静脉溶栓、导管介入和外科切开取栓等，应针对患者的不同情况，选择最佳的再灌注治疗策略，优化治疗方案。针对本例患者，还需要考虑抗凝药物与抗乙肝病毒药物的相互作用以及肝病进展后长期抗凝治疗的管理等。

【参考文献】

1. ZHANG Z, LEI J, SHAO X, et al. Trends in hospitalization and in-hospital mortality from VTE, 2007 to 2016, in China. Chest, 2019, 155（2）：342-353.

2. GIRI J, SISTA A K, WEINBERG I, et al. Interventional therapies for acute pulmonary embolism: current status and principles for the development of novel evidence: a scientific statement from the American Heart Association. Circulation, 2019, 140（20）：e774-e801.

3. 中华医学会呼吸病学分会肺栓塞与肺血管病学组，中国医师协会呼吸医师分会肺栓塞与肺血管病工作委员会，全国肺栓塞与肺血管病防治协作组.肺血栓栓塞症诊治与预防指南.中华医学杂志，2018，98（14）：1060-1087.

4. 中华医学会肝病学分会.扩大慢性乙型肝炎抗病毒治疗的专家意见.中华肝脏病杂志，2022，30（2）：131-136.

5. 中国医师协会介入医师分会.中华医学会放射学分会介入专业委员会，中国静脉介入联盟.下腔静脉滤器置入术和取出术规范的专家共识（第 2 版）.中华医学杂志，2020，100（27）：2092-2101.

笔记

（王昭　整理）

病例 20
梅毒合并不稳定型心绞痛

病历摘要

【基本信息】

患者女性，60岁，主因"2年来胸痛发作2次"入院。

现病史：患者2年前于劳累时出现胸痛，位于胸骨后，呈闷痛，范围约一拳大小，向肩背部放射，无头晕、黑蒙，无恶心、呕吐，无心悸、大汗，无咳嗽、咳痰，无腹痛、腹泻，无肢体活动不良，持续约10分钟，休息后可自行缓解，未诊治。1周前患者无明显诱因再次出现胸痛，部位、性质、范围同前，程度较前剧烈，自行口服中成药（具体不详）后2分钟缓解，共持续约7分钟。遂就诊于当地医院，心电图示窦性心律、完全性左束支传导阻滞（left bundle branch block，LBBB）。给予阿司匹林、氯吡格雷抗血小板（具体剂量不详），阿托伐他汀降脂稳定斑块治疗，因术前检查发现梅毒阳性，为进一步诊治就诊于我院。

既往史：2 型糖尿病病史 16 年，应用生物合成人胰岛素注射液（具体剂量不详）治疗，平素未监测血糖；否认高血压病史；否认其他传染病病史；否认食物、药物过敏史；否认手术、外伤史；否认输血史。

个人史：已绝经。否认吸烟史；否认饮酒史；否认家族遗传史。

【体格检查】

体温 36.6 ℃，脉搏 68 次 / 分，呼吸 20 次 / 分，血压 120/70 mmHg。神志清楚。双肺呼吸音清，未闻及干湿啰音及胸膜摩擦音。心界不大，心率 68 次 / 分，心律齐，各瓣膜听诊区未闻及病理性杂音。腹部查体未见异常，双下肢无水肿。

【辅助检查】

血常规：WBC 4.29×10^9/L，NE% 52.30%，HGB 124.00 g/L，PLT 190.00×10^9/L。

肝功能：ALT 46.2 U/L，AST 22.3/L，TBIL 12.2 μmol/L，DBIL 3.8 μmol/L，TP 67.6 g/L，ALB 27.6 g/L。

电解质 + 肾功能 + 血糖：K^+ 4.03 mmol/L，Na^+ 141.9 mmol/L，CREA 56.5 μmol/L，BUN 4.64 mmol/L，URCA 246 μmol/L，GLU 12.94 mmol/L。

血脂：TCHO 4.44 mmol/L，TG 1.14 mmol/L，HDL-C 1.28 mmol/L，LDL-C 2.32 mmol/L。

凝血功能：PT 12 s，PTA 88.3%，PT 比值 1.03，INR1.03，APTT 28.5 s，Fb 274.6 mg/dL，D- 二聚体 0.16 mg/L。

心肌损伤标志物：hsTnI 0.003 ng/mL（阴性）；BNP 28 pg/mL。

糖化血红蛋白：7.3%。

笔记

HCY：12.53 μmol/L。

梅毒螺旋体明胶凝集试验（treponema pallidum particle assay，TPPA）：阳性。

甲苯胺红不加热血清学试验（TRUST）：阳性（1：4）。

超声心动图：左室稍大（左室舒张末期内径 51 mm），二尖瓣反流，主动脉瓣环钙化，左室舒张功能减低，LVEF 70%。

入院心电图：窦性心率，LBBB（图 20-1）。

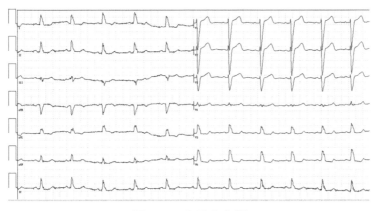

图 20-1　入院心电图

【诊断】

不稳定型心绞痛，冠状动脉粥样硬化性心脏病，心界不大，完全性左束支传导阻滞，心功能Ⅰ级（NYHA 分级）；2 型糖尿病；隐性梅毒。

【诊疗经过】

患者为老年绝经女性，既往 2 型糖尿病病史多年，存在典型心绞痛症状，入院行冠状动脉造影检查后冠心病诊断明确。CAG 检查提示左主干未见明显狭窄，前降支第一对角支（D1）发出后 80% 局限性狭窄，D1 近段 90% 局限性狭窄（图 20-2），回旋支及右冠状动脉未见明显狭窄。有冠状动脉介入治疗指征，于第一对角支近段置入 2.5 mm×24 mm 支架，前降支置入 3.0 mm×30 mm 支架（图

笔记

151

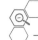
20-2，图 20-3）。患者 PRECISE-DAPT 评分为 20 分，推荐长期双联抗血小板治疗（阿司匹林、氯吡格雷），继续阿托伐他汀钙调脂稳定斑块、生物合成人胰岛素注射液降糖治疗（监测血糖调整胰岛素用量）。患者初次发现梅毒阳性，血清学滴度 1 ：4，皮肤科建议择期驱梅治疗。患者病情稳定后出院。

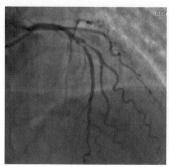
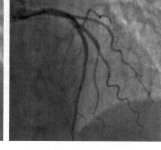

图 20-2　术前 CAG 检查　　　　图 20-3　PCI 术后

【随访】

出院后于皮肤科就诊，给予头孢曲松钠驱梅治疗，后复查 TRUST 维持在 1 ：2 至 1 ：4。

随访 1 年，无胸闷、胸痛再发，复查心电图见图 20-4；复查心脏超声示二、三尖瓣反流（轻度），LVEDD 44 mm，LVEF 65%；复查造影，前降支及 D1 支架内未见狭窄（图 20-5）。

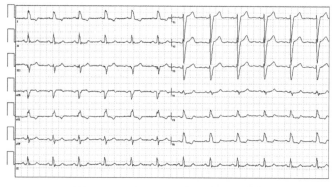

图 20-4　PCI 术后 1 年复查心电图

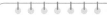

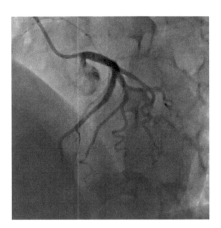

图 20-5　PCI 术后 1 年复查冠状动脉造影

病例分析

　　本例患者心电图提示左束支传导阻滞，何时出现此心电图改变不详。新发 LBBB 被认为是心肌梗死的重要线索，使胸导联抬高或压低变得不可靠，通常会掩盖心肌梗死。但无既往心电图，很难通过对比以往心电图判断其 LBBB 是否为新发。分析心电图判断 LBBB 是否由缺血导致，可以通过观察 V_6 导联是否有锯齿状 R 波和 V_1 导联是否有 RS 波识别。此外，T 波应与 QRS 波群主波方向相反。这些表现是特异性的，但对缺血或梗死的敏感性不是特别高。美国心脏病学会 / 美国心脏病协会指南建议：对有心肌缺血症状且持续 > 20 分钟的新发 LBBB 患者，应尽早行 PCI。区别于心肌缺血，LBBB 可能与高血压、慢性缺血性心脏病或潜在的结构性心脏病（包括心肌病）有关。心肌重塑与高血压、动脉粥样硬化和肾素 - 血管紧张素 - 醛固酮系统的激活，可导致心肌结构的变化，这些变化包括心肌重塑、胶原蛋白丢失和间质纤维化。对于评估疑似患有 LBBB 心肌梗死的患者，建议使用 Sgarbossa 标准以及床旁超声心动图和生物

153

标志物来识别其中患有 ST 段心肌梗死的患者。流行病学研究已将 LBBB 确定为心脏死亡率的独立危险因素。

本例患者既往有 2 次生产史，否认输血史，否认冶游史，否认梅毒相关症状，查体未见相关体征，梅毒抗体阳性，TURST 1 ∶ 4，时间不详，晚期隐性梅毒诊断明确。梅毒累及心血管系统主要表现为单纯主动脉炎、主动脉瓣关闭不全、主动脉瘤、冠状动脉口狭窄，累及冠状动脉口可出现典型心绞痛症状。本例患者存在确诊的梅毒，临床需与心血管梅毒鉴别。患者超声心动图未见主动脉及瓣膜结构、功能异常，造影提示典型冠状动脉粥样硬化病变特点，心血管梅毒可排除。梅毒感染是否与动脉粥样硬化相关，目前尚未研究报道。

TRUST 常作为初筛梅毒检测方法，而 TPPA 可作为确诊梅毒的检测方法，当滴度≤1 ∶ 4 时为弱阳性，传染性较低，结合 TP-IgM 检测有助于判断其传染性。目前较多非传染病医院尚无为传染病患者提供介入治疗的条件，因此对于非传染病医院，若接诊急需开通冠状动脉病变血管的抗体滴度偏低的梅毒病例，可完善 TP-IgM 检测辅助判断其传染性，有助于临床决策的进一步把控。

吴其明、宋毓青教授病例点评

患者为老年女性，既往有糖尿病病史，心绞痛症状典型，冠状动脉造影提示前降支、对角支分叉病变，从影像上看表现为假分叉，因未行腔内影像检查，故分叉处斑块负荷情况不是很明朗；从造影看患者前降支和对角支供血范围相当，故此次术中采用 Culotte 技术处理，以确保前降支及对角支血供，1 年后复查造影未见再狭窄。对此类病变，腔内影像检查是必要的。

患者存在梅毒病史，冠状动脉病变部位为前降支及其分支血管，未侵犯主动脉、主动脉窦、左主干开口处，超声心动图无梅毒相关特异性改变，不考虑与梅毒感染相关。

【参考文献】

1. ZHANG L，WANG Y，ZHANG Z，et al. Risk factors of in-stent restenosis among coronary artery disease patients with syphilis undergoing percutaneous coronary intervention：a retrospective study. BMC Cardiovasc Disord，2021，21（1）：438.

2. BHATT D L，LOPES R D，HARRINGTON R A. Diagnosis and treatment of acute coronary syndromes：a review. JAMA，2022，327（7）：662-675.

3. STONE G W，MAEHARA A，ALI Z A，et al. Percutaneous coronary intervention for vulnerable coronary atherosclerotic plaque. J Am Coll Cardiol，2020，76（20）：2289-2301.

4. ARNOLD S V，BHATT D L，BARSNESS G W，et al. Clinical management of stable coronary artery disease in patients with type 2 diabetes mellitus：a scientific statement from the american heart a ssociation. Circulation，2020，141（19）：e779-e806.

5. ROGER W B. Critical coronary artery ostial narrowing and sudden death. Forensic Sci Med and Pathol，2020，16（4）：710-713.

（白璐　整理）

病例 21
梅毒合并急性下壁心肌梗死、消化道出血

病历摘要

【基本信息】

患者男性，49岁，主因"黑便5天，间断胸痛4天"入院。

现病史：患者5天前大量饮酒后出现黑便，无呕血，伴轻微头晕及出汗，无胸闷、胸痛，就诊于外院，血常规示血红蛋白77 g/L，外院诊断为消化道出血，胃镜检查为胃体溃疡H1期（具体不详），住院治疗。4天前突发胸痛，为胸骨后压榨样疼痛，伴大汗，共持续1.5小时后自行缓解。心电图提示三度房室传导阻滞、急性下壁心肌梗死，外院CCU给予禁食、补液、输血、质子泵抑制剂保护胃黏膜治疗，患者未再发作胸痛，未给予抗血小板治疗。检查发现梅毒抗体阳性，给予驱梅治疗1次（具体不详），后转至我院，复查心电

图提示窦性心律，Ⅲ、aVF 导联病理性 Q 波形成。心肌坏死标志物 hsTnI 10.439 ng/mL，为进一步诊治收入 CCU 病房。

既往史：2 型糖尿病病史 5 年，未正规诊治。

个人史：吸烟史 20 余年，平均每日 20 支。饮酒史 1 年，平均每日饮白酒半斤。

【体格检查】

体温 36.8 ℃，脉搏 80 次 / 分，呼吸 18 次 / 分，血压 110/70 mmHg。体型肥胖，睑结膜略苍白，双肺呼吸音清，未闻及干湿啰音。心率 80 次 / 分，律齐，各瓣膜听诊区未闻及病理性杂音。腹软，无压痛及反跳痛，肝脾肋下未触及，肠鸣音 4 次 / 分。双下肢无凹陷性水肿。

【辅助检查】

心肌损伤标志物：hsTnI 10.439 ng/mL。

血常规：WBC 6.94×10^9/L，HGB 86 g/L，PLT 381×10^9/L。

肝功能：ALT 79.4 U/L，AST 56.7 U/L，ALB 32.5 g/L。

肾功能：BUN 8.12 mmol/L，CREA 74.6 μmol/L。

血脂：TCHO 3.06 mmol/L，TG 0.78 mmol/L，HDL-C 0.56 mmol/L，LDL-C 2.08 mmol/L。

梅毒甲苯胺红不加热血清试验：阳性（1 ： 4）。

急诊 18 导联心电图（图 21-1）：窦性心律，Ⅲ、aVF 导联病理性 Q 波形成。

心脏超声：左房增大，节段性室壁运动异常，二尖瓣反流（轻度），三尖瓣反流（轻度）。

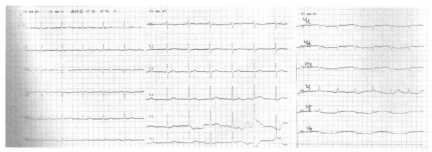

图 21-1 急诊心电图（18 导联：Ⅲ、aVF 导联病理性 Q 波）

【诊断】

冠状动脉粥样硬化性心脏病，急性下壁心肌梗死，心界不大？窦性心律，心功能Ⅰ级（Killip 分级）；消化道出血，消化性溃疡；失血性贫血（中度）；2 型糖尿病；隐性梅毒；血小板增多症。

【诊疗经过】

入院后给予禁饮食、补液、抑酸，氯吡格雷抗血小板，瑞舒伐他汀调脂、稳定斑块，培哚普利、美托洛尔抑制心肌重构、减轻心脏耗氧量治疗。患者未再出现黑便，外院输血后血红蛋白呈逐渐上升趋势，复查血常规示 WBC 8.76×10^9/L、HGB 115 g/L、PLT 498×10^9/L，便潜血试验阴性，提示患者消化道出血已停止。因血小板较入院时升高明显，加用西洛他唑加强抗血小板治疗。

入院第 7 天行冠状动脉造影（图 21-2）：左主干（LM）未见明显狭窄，左前降支（LAD）近中段内膜不光滑，左回旋支（LCX）未见明显狭窄，右冠状动脉（RCA）自近段完全闭塞，远段可见来自左冠状动脉及自身侧支。右冠状动脉为罪犯血管，置入支架 1 枚（图 21-3）。术后患者无呕血、黑便，复查血常规，血红蛋白未见下降，但血小板继续升高，最高达 578×10^9/L，调整抗栓方案，将氯吡格雷换为替格瑞洛，继续口服西洛他唑。

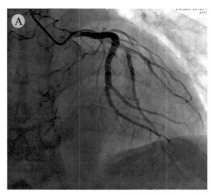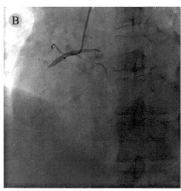

A. 左冠状动脉；B. 右冠状动脉完全闭塞。

图 21-2　冠状动脉造影

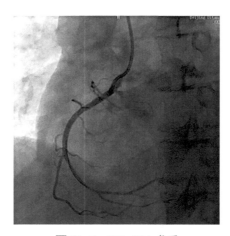

图 21-3　RCA-PCI 术后

因患者为急性心肌梗死，心脏情况尚不稳定，所以住院期间未进行驱梅治疗。请皮肤科会诊，建议心肌梗死 1 个月后给予多西环素治疗。

【随访】

患者未再出现胸痛症状，半年后停用西洛他唑，改为替格瑞洛单抗，1 年后改为氯吡格雷单抗治疗。3 年后患者再次出现消化道出血，电子胃镜检查仍提示胃溃疡、Hp 阳性，给予清除 Hp 治疗，后未再出血，长期口服氯吡格雷治疗。

病例分析

　　患者为中年男性，有糖尿病、吸烟等心血管疾病危险因素、持续胸痛症状，发作时心电图下壁导联 ST 段弓背抬高，心肌坏死标志物明显升高，急性下壁心肌梗死诊断明确。患者胸痛发作前有急性消化道大出血的情况，心肌梗死属于 1 型还是 2 型需要鉴别。根据第四版"全球心肌梗死定义"标准，1 型：由冠状动脉粥样硬化斑块急性破裂或侵蚀，血小板激活，继发冠状动脉血栓性阻塞，引起心肌缺血、损伤或坏死。须具备心肌损伤和至少 1 项心肌缺血的临床证据。2 型：与冠状动脉粥样斑块急性破裂或侵蚀、血栓形成无关，为心肌供氧和需氧之间失衡所致。本例患者造影示右冠状动脉自近段完全闭塞，血栓形成，考虑为 1 型心肌梗死。

　　患者入院前发现梅毒抗体阳性，感染时间不明，不确定此次心肌梗死是否与梅毒相关。梅毒性心血管疾病包括单纯性梅毒性主动脉炎、梅毒性主动脉瓣关闭不全、梅毒性主动脉瘤、梅毒性冠状动脉口狭窄和梅毒性心肌树胶肿。本例患者冠状动脉造影提示右冠状动脉闭塞病变，未见冠状动脉开口鸟嘴样改变，超声未见主动脉瓣及升主动脉病变，因此可以排除梅毒性心血管疾病，诊断为冠心病合并梅毒。

　　患者急性心肌梗死合并消化道出血，行冠状动脉介入治疗，需要评估缺血、出血风险。患者入院前胃镜检查示溃疡已无活动性出血，入院后给予抗血小板治疗 7 天未再出现出血，CRUSADE 出血评分为 21 分，属出血低危。患者血小板进行性升高，最高升至 578×10^9/L，既往并无血小板升高史，此次出血后出现血小板逐渐升高，考虑为失血后骨髓反应性增生所致，这种情况有可能增加血

笔记

栓的风险。患者急性心肌梗死同时合并消化道溃疡出血，短期双联抗血小板治疗是必要的，权衡出血、缺血风险后我们给予西洛他唑（替代阿司匹林）联合替格瑞洛抗血小板治疗，继续应用 PPI 保护胃黏膜治疗，患者未再出现活动性出血。

对于合并急性心脏事件的梅毒患者，驱梅时机目前尚无相关的共识或者指南来指导治疗。我们采取的方案为在心脏状况不稳定的期间暂不驱梅治疗，待心脏情况稳定后再行驱梅治疗。

吴其明、宋毓青教授病例点评

本例患者为急性消化道出血后急性心肌梗死，后期合并血小板进行性升高，抗栓治疗方案比较棘手，需要在平衡缺血与出血风险后进行个体化治疗。我们采用西洛他唑（替代出血风险高的阿司匹林）联合替格瑞洛进行抗血小板治疗，作为此类患者抗血小板治疗的探索。

幽门螺杆菌（Hp）感染是消化道出血的独立危险因素，共识建议在长期抗血小板治疗前检测 Hp，必要时给予 Hp 根治治疗。本例患者未行根除 Hp 治疗，2 年后再次消化道出血，可能与此有关，提示心内科医生在管理此类患者时应重视 Hp 的检测及治疗。

【参考文献】

1. 中华医学会心血管病学分会 . 急性 ST 段抬高型心肌梗死诊断和治疗指南（2019）. 中华心血管病杂志，2019，47（10）：766-783.

2. 张芙蓉，毕新岭 . 梅毒性冠状动脉口狭窄的诊治研究进展 . 国际流行病学传染病学杂志，2021，48（1）：76-79.

3. 傅志宜，王佩显，车雅敏．心血管梅毒现状．实用皮肤病学杂志，2014（5）：321-323.

4. 中华医学会心血管病学分会动脉粥样硬化与冠心病学组，中华医学会心血管病学分会介入心脏病学组，中国医师协会心血管内科医师分会血栓防治专业委员会，等．冠心病双联抗血小板治疗中国专家共识．中华心血管病杂志，2021，49（5）：432-454.

（王 茜　整理）

病例 22
梅毒性冠状动脉双开口病变

病历摘要

【基本信息】

患者男性，46岁，主因"活动后胸闷3月余"入院。

现病史：患者入院前3个月活动后出现胸闷、心慌，持续5～10分钟后完全缓解，此后间断发作，轻体力活动即可诱发。入院前40天抬重物时再次发作，程度较前明显加重，伴一过性头晕、黑蒙、面色青紫、大汗、濒死感，就诊于当地医院，行冠状动脉造影（CAG）示右冠状动脉自开口完全闭塞，左主干开口95%狭窄。给予阿司匹林、氯吡格雷口服，术前化验梅毒抗体阳性，为进一步诊治来我院，门诊收入院。

既往史：否认高血压、糖尿病病史，40天前于当地医院诊断为梅毒，未治疗。

个人史：冶游史 10 余年，未在意皮疹情况；吸烟 10 余年，20～30 支 / 日；否认家族中存在心血管疾病、传染病病史。

【体格检查】

体温 36.2 ℃，脉搏 88 次 / 分，呼吸 20 次 / 分，血压 139/66 mmHg。神志清楚，口唇无发绀，全身皮肤黏膜未见皮疹，双肺呼吸音清，未闻及干湿啰音。心界不大，心率 88 次 / 分，心律齐，胸骨左缘第 3、第 4 肋间可闻及舒张期杂音。腹部平坦，肝脾肋下未触及，双下肢无水肿。

【辅助检查】

血常规：WBC 2.80×10^9/L，RBC 4.59×10^{12}/L，PLT 118×10^9/L。

肝功能：ALT 133.98 U/L，AST 120.8 U/L，TBIL 20.9 μmol/L，DBIL 9.0 μmol/L，AFP 88 ng/mL。

凝血功能：PT 15.4 s。

血脂：TCHO 4.21 mmol/L，TG 1.12 mmol/L，HDL-C 1.11 mmol/L，LDL-C 2.11 mmol/L。

cTnI：0.207 ng/mL。

血糖、糖化血红蛋白、肾功能、电解质正常。

丙肝病毒抗体、艾滋病毒抗体均为阴性。

乙肝五项：乙肝表面抗原、乙肝 e 抗原、乙肝核心抗体阳性；乙肝表面抗体、乙肝 e 抗体阴性。

乙肝病毒核酸定量：2.53×10^7 IU/mL。

梅毒：梅毒甲苯胺红不加热血清试验阳性（1：32）。梅毒血清特异性抗体测定（明胶颗粒凝集法）阳性。梅毒荧光抗体吸附试验 IgG 阳性、IgM 阴性。

心电图：大致正常心电图。

超声心动图：各心腔内径正常，室壁厚度及运动正常（EF 63.9%），主动脉瓣轻度反流。

腹部 B 超：轻度脂肪肝，脾稍大，左肾囊肿。

【诊断】

心血管梅毒，不稳定性心绞痛，窦性心律，心界不大，心功能 I 级（NYHA 分级）；乙型慢性病毒性肝炎（轻度）。

【诊疗经过】

患者入院后完善术前检查，给予阿司匹林及氯吡格雷双联抗血小板治疗，择期行 CAG 提示左主干开口 95% 狭窄（图 22-1A）；前降支、回旋支未见狭窄；右冠状动脉开口完全闭塞（图 22-1B）。患者左冠状动脉开口严重狭窄，右冠状动脉开口完全闭塞，需行血管内超声（intravascular ultrasound，IVUS）明确病因。IVUS 提示左右冠状动脉病变均为局限于开口非动脉粥样硬化斑块性病变，血管三层结构消失，呈放射状向管腔内皱缩（图 22-2）。右冠状动脉置入 3.5 mm × 18 mm 支架，高压球囊充分后扩张，左主干采用 Flextome 3.0 mm × 10 mm 切割球囊预处理后置入 5.0 mm × 12 mm 支架，5.0 mm × 12 mm 高压球囊后扩张，术后造影并 IVUS 提示支架完全膨胀、贴壁（图 22-3，图 22-4），术后继续双联抗血小板（DAPT）治疗。

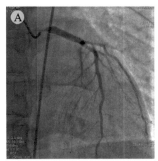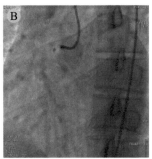

A. 左主干；B. 右冠状动脉。

图 22-1　术前冠状动脉造影

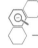
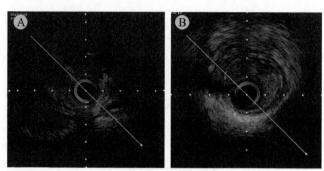

A.左主干；B.右冠状动脉。

图 22-2 术前 IVUS

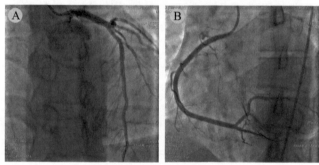

A.左主干术后；B.右冠状动脉术后。

图 22-3 PCI 术后

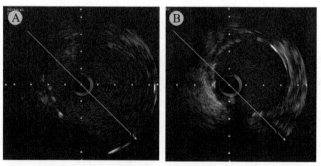

A.左主干术后；B.右冠状动脉术后。

图 22-4 术后 IVUS

给予患者头孢曲松驱梅治疗（治疗前给予泼尼松口服预防吉海反应），阿德福韦酯片抗病毒治疗，硒酵母片、多烯磷脂酰胆碱、水飞蓟素加强保肝降酶治疗。患者病情稳定后出院。

【随访】

患者出院后未发作胸闷、胸痛等不适，日常活动不受限制。

2013 年 8 月患者住院复查，血常规提示白细胞、肝功能恢复正常。乙肝五项：乙肝表面抗原、乙肝 e 抗原、乙肝核心抗体阳性。乙肝病毒核酸定量降至 $< 5.0 \times 10^2$ IU/mL。梅毒甲苯胺红不加热血清试验 1 ∶ 8。心电图：大致正常。超声心动图：心脏结构及功能正常，EF 60%。

复查冠状动脉造影提示左主干、右冠状动脉支架未见狭窄（图22-5）。

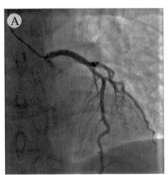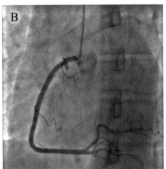

A. 左主干；B. 右冠状动脉。

图 22-5　随访复查 CAG

调整治疗：①继续口服阿司匹林肠溶片、瑞舒伐他汀片、阿德福韦酯片；②梅毒血清学复发，给予多西环素口服 30 天，驱梅治疗前给予泼尼松预防吉海反应。

🗒 病例分析

心血管梅毒为梅毒苍白螺旋体累及心血管系统引起的晚期梅毒，临床表现为单纯主动脉炎、主动脉瓣关闭不全、主动脉瘤、冠状动脉口狭窄。心血管损害为梅毒螺旋体进入主动脉滋养血管，造成滋养血管狭窄阻塞，同时浆细胞和淋巴细胞浸润，中层肌肉和弹性纤维坏死，形成瘢痕组织，引起慢性主动脉炎。主动脉根部病变引起扩张及瓣环中层弹性纤维破坏可导致主动脉瓣关闭不全；中层肌肉和弹力纤维的破坏，在主动脉腔内压力作用下可形成主动脉瘤；病变累及冠状动脉口可导致冠状动脉口狭窄，一般局限在开口。本例患者为中年男性，冶游史 10 余年，梅毒血清学滴度较高，根据中国《梅毒、淋病和生殖道沙眼衣原体感染诊疗指南（2020 年）》三期梅毒确诊病例诊断标准，结合冠状动脉造影及腔内 IVUS 影像学特点，心血管梅毒累及冠状动脉口诊断明确。本例患者为中年男性，既往存在冠心病高危因素（长期大量吸烟），3 个月活动性胸闷病史，外院造影示冠状动脉开口病变，不排除冠心病，通过腔内 IVUS 影像未见动脉粥样硬化斑块，结合流行病学史排除冠心病诊断。

梅毒引起的冠状动脉口狭窄存在独特的影像学特点。冠状动脉造影表现为病变局限于开口，不超过 1 cm，左主干开口呈特征性"鸟嘴样"改变；腔内影像学 IVUS 检查表现为病变局限，病变处冠状动脉失去正常血管三层结构，回声不均匀，呈不规则放射状向管腔内皱缩，无典型动脉粥样硬化斑块病变。

治疗策略：①及早、规范的驱梅治疗可以降低心血管梅毒患者梅毒性主动脉炎的继续发展，对于冠状动脉口狭窄患者，尤其是无保护左主干开口狭窄患者，治疗决策中应先解除冠状动脉开口狭窄以避免发生猝死风险，随后进行驱梅治疗可能更为安全。②手术策略：目前缺乏大规模随机对照研究比较 PCI 与 CABG 对这一特殊人群的长期疗效，国内外指南对于解剖复杂性较低、可实现完全血运重建的冠状动脉开口病变，认为 PCI 具有与 CABG 相当的长期结局，

PCI 推荐级别均为Ⅱa级；而血管内成像技术可优化 PCI 手术效果、进一步改善 PCI 结局，同样作为Ⅱa级推荐。本病例采用在 IVUS 指导下进行 PCI，随访 1 年取得了较好的临床效果。③手术操作技术：对于左主干病变，考虑病变处纤维性增生、瘢痕形成，为了避免普通球囊扩张引发不规则撕裂、夹层，最大限度预扩张病变、减少弹性回缩，降低支架内再狭窄发生，该病例采取切割球囊预处理，高压球囊后扩张，IVUS 指导确保支架完全膨胀、贴壁。④DAPT：梅毒性冠状动脉口狭窄 PCI 术后 DAPT 策略缺乏国内外专家共识及指南作为指导，我们依据美国、欧洲冠状动脉血运重建及中国冠心病介入术后抗栓治疗方案，确定 DAPT 方案及疗程，随访中未发生缺血及出血事件。国内外已有大量临床试验在积极探索冠心病患者不同人群 DAPT 时长，但由于梅毒性心血管疾病冠状动脉口狭窄病理生理机制不同于冠心病，DAPT 时长尚需要大规模循证医学探索。

本病例同时合并慢性乙型病毒性肝炎，国内外研究没有发现乙肝能增加缺血性心肌病的发生。丹麦的一项全国性队列研究，亦未发现慢性乙肝能增加缺血性心肌病的发生；而 Zun-Ping 等对 2001—2014 年美国 25 749 人的调查研究发现慢性乙型病毒性肝炎与较低的缺血性心肌病风险相关，因此我们考虑本病例中乙肝病毒未增加冠状动脉开口病变的风险。

🗒 吴其明、宋毓青教授病例点评

梅毒为全世界流行的性传播疾病，中国疾病预防控制中心数据显示梅毒目前仍位居我国报告传染病发病数第 3，近年来增长迅速。心血管梅毒是梅毒螺旋体侵入人体后引起的心血管病变，冠状动口狭窄可通过 CAG 或冠状动脉 CT 血管造影检查明确。针对缺乏冠心病相关危险因素及动脉粥样硬化客观检查依据、单纯累及冠状动脉口的病变，应警惕梅毒性心血管疾病，及时完善梅毒血清学检查，充分评估病情。梅毒性冠状动脉口狭窄治疗策略缺乏国内外指南作为依据。文献报道未经驱梅治疗、驱梅失败或再感染的梅毒性主动脉炎可引起 CABG 术后吻合口狭窄，PCI 可能是合理的选择。介入术中采用切割球囊充分预处理、支架置入后高压球囊充分后扩张，同时采用 IVUS 指导均可减少支架内再狭窄的发生。本病例为梅毒引起的无保护左主干严重狭窄采用 PCI 成功治疗的案例，可以为此类患者的诊疗提供参考。

【参考文献】

1. 傅志宜，王佩显，车雅敏. 心血管梅毒现状. 实用皮肤病学杂志，2014（5）：331-323.

2. 中国疾病预防控制中心性病控制中心，中华医学会皮肤性病学分会性病学组，中国医师协会皮肤科医师分会性病亚专业委员会. 梅毒、淋病和生殖道沙眼衣原体感染诊疗指南（2020 年）. 中华皮肤科杂志，2020，53（3）：168-179.

3. JANIER M，UNEMO M，DUPIN N，et al. 2020 European guideline on the management of syphilis. J Eur Acad Dermatol Venereol，2021，35（3）：574-588.

4. FREDERIK F L，SIGNE B，FREDERIK E，et al. Ischemic heart disease in chronic hepatitis B：a danish nationwide cohort study. Clin Epidemiol，2022，14：879-888.

5. KE Z P，GONG M，ZHAO G，et al. Association between HBV infection and the prevalence of coronary artery disease in the US population. Comput Math Methods Med，2022，2022：5062798.

6. LAWTON J S，TAMIS-HOLLAND J E，BANGALORE S，et al. 2021 ACC/AHA/SCAI guideline for coronary artery revasculari-zation：executive summary：A report of the American College of Cardiology/American Heart Association Joint Committee

on Clinical Practice Guidelines. Circulation，2022，145（3）：e4-e17.

7. 血管内超声在冠状动脉疾病中应用的中国专家共识专家组 . 血管内超声在冠状动脉疾病中应用的中国专家共识（2018）. 中华心血管病杂志，2018，46（5）：344-351.

8. 中华医学会心血管病学分会动脉粥样硬化与冠心病学组，中华医学会心血管病学分会介入心脏病学组，中国医师协会心血管内科医师分会血栓防治专业委员会，等 . 冠心病双联抗血小板治疗中国专家共识 . 中华心血管病杂志，2021，49（5）：432-454.

（董 茜　整理）

病例 23
桥血管闭塞的梅毒性冠状动脉双开口狭窄

📋 **病历摘要**

【基本信息】

患者男性，40岁，主因"间断胸痛5年，加重8个月"入院。

现病史：患者5年前出现间断胸痛，为胸骨后闷痛，中度体力劳动可诱发，发作时伴出汗、心慌，每次持续10多分钟至半小时，含服"硝酸甘油"后可逐步缓解。后发作频率逐渐增加，静息时亦可诱发，疼痛程度逐渐加重，持续时间延长。4年前患者突发胸痛加重，向后背放射，伴大汗、胸闷、濒死感，就诊于当地医院，诊断为急性心肌梗死，冠状动脉CT血管造影（CTA）提示（图23-1）左、右冠状动脉口重度狭窄，狭窄＞90%。行冠状动脉旁路移植术（coronary artery bypass grafting，CABG），术后患者未再发作胸痛，复查 CTA 提示左乳内动脉（LIMA）、右乳内动脉（RIMA）桥血管通畅（图 23-2）。8 个月前患者无明显诱因再次出现活动时胸痛，静息时亦间断发作，每次持续 10 分钟左右，含服"速效救心丸"部分有效，就诊于当地医院，行冠状动脉造影（CAG）示（图 23-3）左主干开口狭窄 80%，LIMA 自近段 100% 闭塞，RIMA 自近段 100% 闭塞，行 PCI，左主干置入支架 1 枚（图 23-3），术后胸痛缓解。4 个月前患者再发胸痛，症状同前，就诊于当地另外一家医院，复查 CAG 示 LM 支架未见狭窄，RCA 开口狭窄 40% ～ 50%，中段管腔不规则，远段未见明显狭窄。口服"阿司匹林、氯吡格雷、阿托伐他汀、美托洛尔"治疗，患者仍间断胸骨后闷痛，与活动、情绪无关，静息时亦有诱发，发作时伴心慌、出汗，持续 20 ～ 30 分钟，含服"速效救心丸"10 多分钟可逐渐缓解。近 1 个月发作频繁，每天发作 2 ～ 3 次，疼痛性质、持续时间、缓解方式较前无明显变化。为求进一步诊治，我院门诊以"冠心病"收入院。

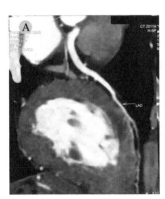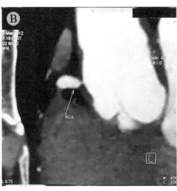

A. LM 开口 90% 狭窄；B. RCA 开口 90% 狭窄。

图 23-1　外院 CTA

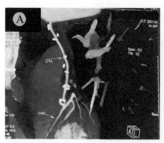
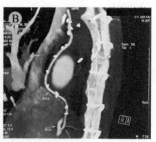

A. LIMA 通畅；B. RIMA 通畅。

图 23-2　外院 CABG 术后

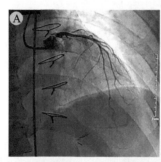
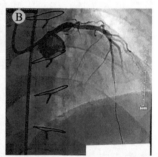

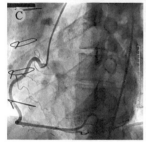
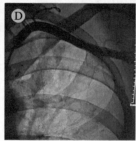
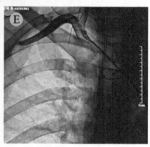

A. LM 开口 90% 狭窄；B. LM PCI 术后；C. RCA 开口；D. LIMA 闭塞；E. RIMA 闭塞。

图 23-3　8 个月前外院 CAG

　　既往史：否认高血压、冠心病、糖尿病病史。4 年前 CABG 手术前诊断为梅毒，梅毒血浆反应素试验 1 ：64，给予苄星青霉素肌内注射治疗，4 周后行外科手术，术后梅毒甲苯胺红不加热血清试验最低 1 ：8，最高 1 ：128，先后 3 次行腰椎穿刺脑脊液检查诊断为神经梅毒。3 年前、2 年半前两次苄星青霉素治疗，2 年前多西环素治疗，1 年前青霉素治疗 2 周，此后多次化验 TRUST 固定在 1 ：16。否认食物、药物过敏史，否认其他手术外伤史。

个人史：20 年前存在高危性行为史，皮疹情况不详。吸烟 20 余年，10 余支 / 日，少量饮酒。否认家族中存在心血管疾病、传染病病史。

【体格检查】

体温 36.3 ℃，脉搏 72 次 / 分，呼吸 19 次 / 分，血压 130/70 mmHg。神志清楚，正常面容，全身皮肤黏膜未见皮疹，胸骨正中可见约 10 cm 手术瘢痕，可见瘢痕挛缩。双肺呼吸音清，未闻及干湿啰音及胸膜摩擦音。心界不大，心率 72 次 / 分，心律齐，各瓣膜听诊区未闻及病理性杂音。腹部查体未见异常。双下肢无水肿。

【辅助检查】

血常规：WBC 7.27×10^9/L，RBC 3.89×10^{12}/L，PLT 199×10^9/L。

血脂：TCHO 3.86 mmol/L，TG 1.20 mol/L，HDL-C 0.95 mmol/L，LDL-C 2.28 mmol/L。

超敏肌钙蛋白 I、肌酸肌酶同工酶、B 型钠酸肽、血糖、糖化血红蛋白、肝肾功能、电解质、凝血功能、甲状腺功能正常，乙肝表面抗原、丙肝病毒抗体、HIV 病毒抗体均为阴性。

心电图：正常心电图。

超声心动图：各心腔内径正常范围，室间隔及左室前壁基底段至心尖段心肌运动尚可、增厚率略减低，各瓣膜形态及运动未见异常、舒张期主动脉瓣下可见少量反流。

梅毒：梅毒甲苯胺红不加热血清试验阳性（1 ∶ 16）；梅毒血清特异性抗体测定（明胶颗粒凝集法）阳性；梅毒荧光抗体吸附试验 IgG 阳性、IgM 阴性。

【诊断】

心血管梅毒，不稳定性心绞痛，陈旧性心肌梗死，CABG 及 PCI 术后，心界不大，心功能 I 级（NYHA 分级）。

【诊疗经过】

患者为中年男性，无高血压、高血脂及糖尿病等冠心病危险因素，5年前确诊梅毒，TRUST 滴度持续 1 ∶ 8 至 1 ∶ 128，结合外院冠状动脉 CTA、CAG 为冠状动脉双开口局限病变，影像学检查未见典型动脉粥样硬化斑块病变，心血管梅毒诊断明确。患者 CABG 术后再发心绞痛，介入干预左主干病变后仍反复胸痛，考虑右冠状动脉开口未能正确评估，再次行冠状动脉造影检查，CAG 提示左主干支架突入左冠状动脉窦、未见狭窄。采用造影导管行右冠状动脉造影不能准确评估开口狭窄程度（图 23-4A），改用 SH4.0 指引导管在 PCI 导丝固定下后撤指引导管行右冠状动脉造影，提示右冠状动脉开口 90% 狭窄（图 23-4B），为准确评估病变性质行血管内超声（IVUS）检查，提示（图 23-4D）右冠状动脉开口狭窄面积 3.97 mm^2、远段参考面积 30.39 mm^2、面积狭窄率 87%，狭窄病变以远及狭窄处未见典型动脉粥样硬化斑块，病变局限约 1 mm。开口采用 Flextome Cutting 3.0 mm × 10 mm 切割球囊预处理，置入 4.0 mm × 18 mm 支架并给予 4.5 mm × 15 mm 球囊后扩张确保支架充分膨胀、贴壁（图 23-4C），术后 IVUS 示（图 23-4E）右冠状动脉开口至近段支架最小面积 14.80 mm^2。术后继续阿司匹林、氯吡格雷抗血小板，美托洛尔降低心肌氧耗，阿托伐他汀调脂治疗，病情稳定出院。

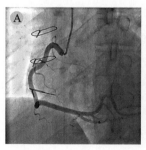
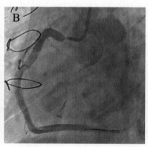
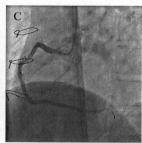

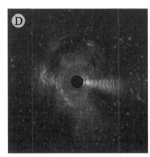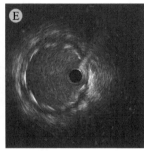

A. RCA 造影导管造影；B RCA 指引导管造影；C. RCA PCI 术后；D. RCA 术前 IVUS；
E. RCA 术后 IVUS。

图 23-4　CAG

【随访】

出院后门诊随访：右冠状动脉 PCI 术后 1 年停服氯吡格雷，继续规律口服阿司匹林、阿托伐他汀、美托洛尔至今。术后 4 年复查冠状动脉 CTA 提示左主干及右冠状动脉口支架未见狭窄。至今随访 6 年，患者无胸痛发作，体力活动不受限制。

6 年来梅毒甲苯胺红不加热血清试验持续阳性，波动于 1 ∶ 8 至 1 ∶ 16，未再驱梅治疗，继续随访观察。

病例分析

梅毒是由梅毒螺旋体引起的性传播疾病，全球每年梅毒新发病例超过 1100 万。Heggtveit 对 100 例梅毒性主动脉炎患者进行的尸检研究发现，26% 的患者存在单侧或双侧冠状动脉口狭窄，其中 1 例患者因冠状动脉口狭窄猝死，5 例患者因开口狭窄合并主动脉瓣关闭不全死亡，因此对于晚期梅毒应及时充分评估以发现并治疗冠状动脉口狭窄。

Brian Bergmark 通过对 4 个里程碑式左主干病变血运重建试验的荟萃分析发现 PCI 和 CABG 之间无显著差异，但目前缺乏两种治疗方法对于梅毒性冠状动脉口狭窄这一特殊人群的长期疗效的比较分析。Herskowitz 及其同事报道了 1 例梅毒性冠状动脉口狭窄患者行大隐静脉桥手术，术后 6 个月因升主动脉持续感染导致近段吻合口再狭窄。Hosoba 报道了一例采用双侧内乳动脉治疗梅毒引起的双侧冠状动脉口狭窄患者，随访 3 个月桥血管通畅，缺乏更长时间的随访。本例患者采用双侧内乳动脉作为桥血管，3 年后双侧动脉桥血管均完全闭塞。第 2 次左主干开口病变采用 PCI 治疗，外院因造影导管深入右冠状动脉开口未能准确评估开口狭窄程度，我院改为导丝支撑下指引导管后撤行右冠状动脉造影及 IVUS 检查准确评估，并在 IVUS 指导下行 PCI，随访 6 年，患者病情稳定。

本例患者 CABG 术后监测梅毒甲苯胺红不加热血清试验最高 1∶128，血清滴度提示存在再感染、治疗失败，先后 4 次分别采用肌内注射苄星青霉素、静脉注射青霉素、口服多西环素治疗，随后处于血清学固定状态，CABG 吻合口闭塞考虑与主动脉持续感染相关。PCI 术后随访 6 年，梅毒甲苯胺红不加热血清试验持续阳性，但心血管病情稳定，提示对于梅毒引起的冠状动脉口狭窄患者，尤其存在未经治疗的梅毒、再感染、治疗失败的患者，选择 PCI 可能优于 CABG，尚需要进行多中心大样本量进一步研究。同时系统、规范、足量进行梅毒病因治疗，以及规律随访、监测梅毒血清学对于预防主动脉炎发展、避免 CABG 术后桥血管闭塞及 PCI 术后支架再狭窄尤为重要。

吴其明、宋毓青教授病例点评

心血管梅毒为晚期梅毒，主动脉炎引起冠状动脉双开口狭窄患者有发生心肌梗死和猝死风险。晚期梅毒患者可就诊于皮肤科、感染科、神经科等多种学科，加强多学科合作可以为患者制定规范、个体化治疗方案。梅毒性冠状动脉口狭窄这一特殊群体目前缺乏大规模随机对照研究及指南来指导选择 PCI、CABG 两种策略，国外已有文献报道 CABG 术后静脉桥血管闭塞的病例，国内外缺乏 PCI 术后长期随访研究。本例患者采用双侧内乳动脉作为桥血管 3 年后闭塞，经 PCI 治疗取得积极良好的效果，可以为梅毒性冠状动脉口狭窄患者提供治疗策略上的参考。

【参考文献】

1. 岳晓丽，龚向东，李婧，等 . 2014—2019 年中国梅毒流行趋势与特征分析 . 中华皮肤科杂志，2021，54（8）：5.

2. 中国疾病预防控制中心性病控制中心，中华医学会皮肤性病学分会性病学组，中国医师协会皮肤科医师分会性病亚专业委员会 . 梅毒、淋病和生殖道沙眼衣原体感染诊疗指南（2020 年）. 中华皮肤科杂志，2020，53（3）：168-179.

3. HEGGTVEIT H A. Syphilitic aortitis. A clinicopathologic autopsy study of 100 cases，1950 to 1960. Circulation，1964，29：346-355.

4. SABATINE M S，BERGMARK B A，MURPHY S A，et al. Percutaneous coronary intervention with drug-eluting stents versus coronary artery bypass grafting in left main coronary artery disease：an individual patient data meta-analysis. Lancet，2021，398（10318）：2247-2257.

5. HOSOBA S，SUZUKI T，KOIZUMI Y，et al. Syphilitic aortitis causing bilateral coronary ostial stenosis. Heart Surg Forum，2011，14（1）：E59-E60.

6. 中华医学会心血管病学分会动脉粥样硬化与冠心病学组，中华医学会心血管病学分会介入心脏病学组，中国医师协会心血管内科医师分会血栓防治专业委员会，等 . 冠心病双联抗血小板治疗中国专家共识 . 中华心血管病杂志，2021，49（5）：432-454.

（董茜　整理）

病例 24
梅毒合并主动脉瓣关闭不全

病历摘要

【基本信息】

患者男性，37岁，主因"间断胸闷2年，加重伴喘憋2周"入院。

现病史：2年前患者间断出现活动时胸闷，伴咳嗽、少痰，无发热，咯血，无胸痛、大汗，无头晕、晕厥等，无夜间阵发性呼吸困难。休息10余分钟后可逐渐缓解，未系统诊治，胸闷逐渐加重。3个月前平地行走即出现胸闷、喘憋，伴夜间不能平卧，就诊于外院，诊断为主动脉瓣狭窄伴关闭不全，给予利尿、扩张血管、强心等治疗后，症状逐渐好转出院，出院后规律服药。近2周无明显诱因再次出现胸闷加重、喘憋，不能平卧休息，伴尿量减少，为进一步诊治门诊收入院。

既往史：发现梅毒 3 个月，头孢曲松治疗。2 型糖尿病 1 年，未服药，空腹血糖 7.0 mmol/L 左右。6 年前曾诊断为脑梗死、脑动脉瘤、蛛网膜下腔出血。否认高血压、冠心病等病史。

个人史：3 年前曾有冶游史，皮疹情况未在意。无烟酒嗜好。无其他传染病病史。无心血管疾病及传染病家族史。

【体格检查】

体温 36.4 ℃，脉搏 98 次 / 分，呼吸 12 次 / 分，血压 140/80 mmHg。神志清楚，慢性病容，周身皮肤黏膜未见皮疹、溃疡及出血点，颈静脉充盈，双下肺可闻及湿啰音。心界向左下扩大，心率 98 次 / 分，心律齐，主动脉瓣区闻及 3/6 级收缩期及舒张期杂音。腹部平坦，无压痛及反跳痛，肝左肋下 1 cm，轻压痛，脾未触及。移动性浊音阳性。双下肢中度指凹性水肿。

【辅助检查】

心肌损伤标志物：MYO 116 ng/mL，TnI 0.05 ng/mL，CK-MB 3.5 ng/mL；BNP 1500 pg/mL。

血脂：TCHO 3.22 mmol/L，LDL-C 2.14 mmol/L，TG 0.87 mmol/L，HDL-C 0.48 mmol/L。

血糖：5.47 mmol/L。

糖化血红蛋白：6.10%。

CRP：3.40 mg/L。

PCT：0.09 ng/mL。

HCY：30.90 μmol/L。

凝血分析：PT 15.70 s，PTA 57.80%，D- 二聚体 1340 ng/mL。

肝肾功能、电解质、甲状腺功能正常。

梅毒：梅毒血清特异性抗体测定阳性，梅毒荧光抗体吸附试验

IgG（＋）、IgM（－），梅毒甲苯胺红不加热血清试验阳性（1 ∶ 32）。

乙肝、丙肝、HIV 均阴性。

心电图：窦性心律，Ⅱ、Ⅲ、aVF、V_5 ～ V_6 导联 ST 段下斜型压低 0.1 mV，T 波双向。

腹部超声：肝大，肝弥漫性病变，腹水（右肝前 7 mm，盆腔 72 mm）。

超声心动图：主动脉瓣狭窄（轻度）并关闭不全（中度），全心增大（LVEDD 73 mm，LVSD 55 mm），主肺动脉增宽（34 mm），肺动脉高压，左心功能减低（LVEF 44%）（图 24-1）。

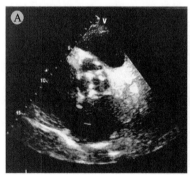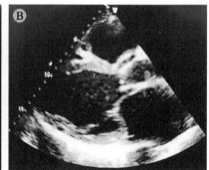

A. 大动脉短轴；B. 左室长轴。

图 24-1 超声心动图

【诊断】

心血管梅毒，主动脉瓣关闭不全（中度），主动脉瓣狭窄（轻度），全心增大，心功能Ⅳ级（NYHA 分级）；2 型糖尿病；陈旧性脑梗死，脑动脉瘤，陈旧性蛛网膜下腔出血。

【诊疗经过】

患者为青年男性，间断胸闷 2 年，此次因心衰加重入院。超声心动图提示主动脉瓣狭窄（轻度）并关闭不全（中度），全心增大，左心功能减低。既往冶游史 3 年，3 个月前确诊梅毒，入院后化验

TPPA 阳性，梅毒荧光抗体吸附试验 IgG（＋）、IgM（－），TRUST 阳性（1∶32）。考虑心血管梅毒引起主动脉瓣损害致心功能不全，给予托拉塞米 / 呋塞米减轻心脏负荷，地高辛增加心肌收缩力，氯沙坦钾、美托洛尔、螺内酯改善心肌重构，喘憋逐渐缓解。转心脏外科专科诊疗。患者梅毒病史明确，3 个月前头孢曲松治疗 1 个疗程，入院化验 TRUST 1∶32，给予西环素口服 1 个月。

【随访】

失访。

📋 病例分析

　　梅毒是由苍白（梅毒）螺旋体（treponema pallidum，TP）感染引起的慢性、系统性性传播疾病。主要通过性途径传播，临床上可表现为一期梅毒、二期梅毒、三期梅毒、潜伏梅毒和先天梅毒（胎传梅毒）等。在晚期内脏梅毒中，心血管梅毒占 90% 以上。从梅毒螺旋体感染人体到心血管病变出现临床症状和体征，为 9 ～ 40 年，一般为 10 ～ 30 年。但近年来，有报道从人体感染 TP 到出现梅毒性心血管损害仅需要 1 ～ 2 年。

　　梅毒性心血管疾病由 TP 侵犯主动脉外膜滋养血管引起主动脉内膜炎、血管闭塞，而后发生主动脉肌肉层和中层弹力纤维坏死，形成瘢痕，出现相应的临床症状。如未经及时发现、治疗，可致心血管系统发生不可逆损害，甚至死亡。根据心血管病变部位和特点，临床上可分为单纯性梅毒性主动脉炎、梅毒性主动脉关闭不全（20% ～ 30%）、梅毒性主动脉瘤（5% ～ 10%）、梅毒性冠状动脉口狭窄。本例患者主要表现为主动脉瓣关闭不全合并轻度狭窄，结合冶游史、梅毒 TPPA 阳性，考虑梅毒引起主动脉纤维组织增生累及主动脉瓣。

本例患者以心衰入院，临床表现为全心衰竭，超声提示全心增大，需进行病因鉴别：①冠状动脉粥样硬化性心脏病：患者存在糖尿病、脑梗死等冠心病危险因素，2 年来活动后胸闷，不排除缺血性活动耐量下降，心电图存在 ST-T 改变，需考虑冠心病，但患者心脏超声提示室壁运动弥漫减低而非节段性室壁运动异常，建议行冠状动脉造影或 CTA 检查，患者拒绝。②心血管梅毒引起冠状动脉口狭窄：心血管梅毒累及冠状动脉可引起冠状动脉口狭窄，本例患者为晚期心血管梅毒引起的主动脉瓣损害，已存在胸闷病史 2 年，心电图存在 ST-T 缺血性改变，需考虑可能累及冠状动脉口，可通过 CAG 或 CTA 检查明确。

吴其明、宋毓青教授病例点评

患者为青年男性、存在梅毒病史，同时合并心血管高危因素，全心衰竭的病因除心脏瓣膜病外，尚需要完善 CAG 或 CTA 对冠状动脉进行评估，因患者拒绝，未能明确是否存在冠状动脉粥样硬化性心脏病及心血管梅毒冠脉开口狭窄，为本病例缺憾。

梅毒性主动脉炎通常引起升主动脉扩张，当累及主动脉根部及瓣膜时可引起主动脉瓣反流。外科手术病理证实的梅毒性主动脉炎合并风湿性、先天性主动脉瓣畸形引起的主动脉瓣狭窄均有报道，但缺乏梅毒引起的主动脉瓣狭窄的文献报道，本病例尚需外科手术取病理检查进一步明确。

【参考文献】

1. 傅志宜，王佩显，车雅敏. 心血管梅毒现状. 实用皮肤病学杂志，2014（5）：321-323.

2. 陈灏珠，何梅先，魏盟，等. 实用心脏病学.4 版. 上海：上海科学技术出版社，2007：1323-1326.

3. 张晓荣，陈文琦，马小五. 2 例梅毒性心脏病的临床特点及治疗分析. 中国医药导报，2015，12（28）：43-46.

4. ORSINELLI D A, PEARSON A C. Detection of prosthetic valve strands by transesophageal echocardiography: clinical significance in patients with suspected cardiac source of embolism. J Am Coll Cardiol, 1995, 26（7）: 1713-1718.

5. DANGAS G, DAILEY-STERLING F G, SHARMA S K, et al. Non-Q-wave infarction and ostial left coronary obstruction due to giant Lambl's excrescences of the aortic valve. Circulation, 1999, 99（14）: 1919-1921.

6. AGGARWAL A, LEAVITT B J. Images in clinical medicine. Giant Lambl's excrescences. N Engl J Med, 2003, 349（25）: e24.

7. HOMMA S, DI TULLIO M R, SCIACCA R R, et al. Effect of aspirin and warfarin therapy in stroke patients with valvular strands. Stroke, 2004, 35（6）: 1436-1442.

8. MADIHA M, WILLIAM C R. Combined cardiovascular syphilis and aortic valve stenosis. Am J Cardiol, 2022, 172: 144-145.

9. ALEXEYI S, HELLMUTH W, ANTON D. Bilateral ostial coronary stenosis and rheumatic aortic valve stenosis. Acute Card Care, 2006, 8（2）: 113-115.

（卢利红　整理）

病例 25
梅毒合并隐匿性肥厚型梗阻性心肌病

病历摘要

【基本信息】

患者男性，63岁，主因"间断胸痛6天"入院。

现病史：患者6天前静息过程中无明显诱因突发胸痛，位于心前区，巴掌大小，性质难以描述，无胸闷、心悸、大汗，无肩背部不适，无反酸、烧心，无咳嗽、咳痰，无晕厥、黑蒙，持续3分钟左右自行缓解，数小时后又出现后背疼，就诊于社区医院，查心电图示窦性心律，$V_5 \sim V_6$导联T波低平（图25-1）。1天前休息过程中症状再发，持续半小时左右自行缓解，就诊于我院门诊，心电图提示窦性心律、左室肥厚、$V_4 \sim V_6$导联T波低平（图25-2）。心脏超声提示二尖瓣前叶腱索断裂？二尖瓣前叶乳头肌功能不良？主动脉瓣上流速增快，左心室流出道流速增快。门诊以"胸痛原因待查"收入院。

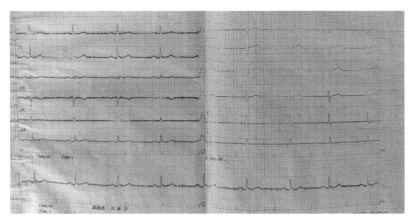

图 25-1　院外心电图

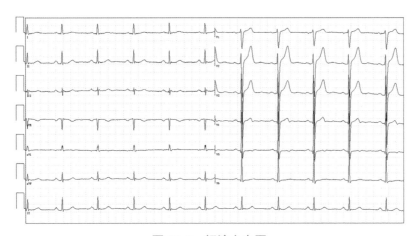

图 25-2　门诊心电图

既往史：确诊隐性梅毒 5 年，持续梅毒甲苯胺红不加热血清试验阳性（1∶2），首次发现时即行苄星青霉素治疗。4 年前复查滴度升为 1∶4，再次进行苄星青霉素治疗。3 年前行腰椎穿刺脑脊液检查不支持神经梅毒。脑梗死病史 3 年，无明显后遗症，长期口服阿司匹林、阿托伐他汀治疗。高血压病史 3 年，血压最高 140/100 mmHg，长期口服厄贝沙坦治疗，血压控制尚可。双侧感音神经性耳聋病史半年。

个人史：间断吸烟，约 10 支 / 日，否认饮酒史。有冶游史，具体情况患者拒绝告知。否认家族遗传病史及类似病史。

【体格检查】

体温 36.5 ℃，脉搏 73 次 / 分，呼吸 20 次 / 分，血压 123/79 mmHg。神清语利，表情自然，步入病房。双下肺呼吸音清，未闻及干湿啰音。心界不大，心律齐，未闻及病理性杂音。腹平软，无压痛反跳痛，肠鸣音正常，双下肢无水肿。

【辅助检查】

全血细胞分析：WBC 5.35×10^9/L，NE% 57.27%，HGB 144 g/L，PLT 186×10^9/L。

血脂：CHO 3.38 mmol/L，TG 0.56 mmol/L，HDL 1.26 mmol/L，LDL 1.88 mmol/L。

血糖：空腹血糖 5.03 mmol/L，糖化血红蛋白 5.1%。

心肌损伤标志物：肌红蛋白 57.8 ng/mL，肌钙蛋白 I 0.006 ng/mL，CK-MB 0.7 ng/mL。

BNP：5.22 mmol/L。

电解质、肝肾功能、凝血功能、甲状腺功能正常。

超声心动图：各心腔内径正常范围。室间隔基底段增厚，最厚处 14 mm（图 25-3A），室壁运动正常。二尖瓣前叶冗长，收缩期二尖瓣前叶 SAM 现象。CW 测：左室流出道 V_{max} 243 cm/s，最大压差 23 mmHg（图 25-3B）。床旁蹲起运动后，仍可见二尖瓣前叶 SAM 现象。CDFI：未见明显的二尖瓣反流信号。CW 测：左室流出道 V_{max} 555 cm/s，最大压差 123 mmHg，频谱呈匕首状（图 25-3C）。

笔记

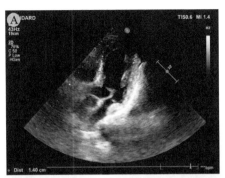

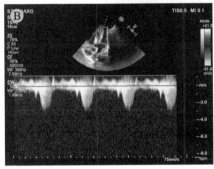 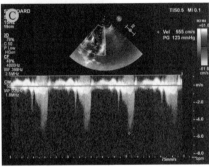

A. 室间隔基底段增厚及二尖瓣前叶甩动；B. 静息状态下左室流出道流速；C. 蹲起运动后左室
流出道流速。

图 25-3　超声心动图

【诊断】

肥厚型梗阻性心肌病（隐匿性）；隐性梅毒；高血压 1 级（高危）；高脂血症；陈旧性脑梗死。

【诊疗经过】

患者入院后继续口服阿司匹林、厄贝沙坦、阿托伐他汀，未发作胸痛。入院第 3 天行冠状动脉造影（CAG），提示左前降支（LAD）内膜不光滑，左主干（LM）、左回旋支（LCX）、右冠状动脉（RCA）未见明显狭窄（图 25-4）。患者 CAG 检查不支持冠心病或心血管梅毒引起冠状动脉阻塞、心肌缺血导致的胸痛。入院后复查超声心动图提示室间隔基底段增厚，运动诱发出左心室流出道梗阻，诊断考虑为肥厚型梗阻性心肌病（隐匿性），加地尔硫䓬口服，

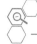

患者未再发作胸痛。

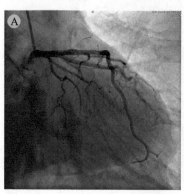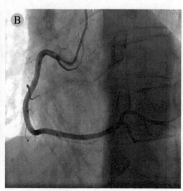

A. 左冠状动脉；B. 右冠状动脉。

图 25-4 CAG

【随访】

患者坚持药物治疗，偶有头晕，门诊随访中将地尔硫䓬调整为 β 受体阻滞剂，给予美托洛尔 47.5 mg/次、1 次/日口服，每日正常步速步行 2 千米无不适。用药 4 个月后门诊复查，静息心率在 55 次/分左右，患者无胸痛发作，美托洛尔未再调整剂量。超声心动图提示静息状态下左心室流出道流速正常，蹲起运动后患者心率没有明显升高，左心室流出道流速最大 212 cm/s（图 25-5）。

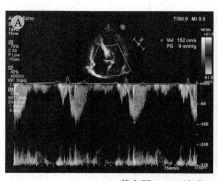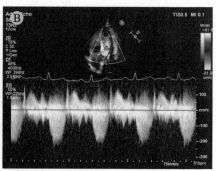

A. 静息下 LVOT 流速；B. 蹲起运动 LVOT 流速。

图 25-5 随访超声心动图

📋 病例分析

本例患者为 63 岁男性，既往存在高血压等动脉粥样硬化的高危因素，确诊隐性梅毒 5 年，心电图表现为左心室肥厚、T 波低平。患者胸痛病因需考虑冠状动脉缺血事件、高血压性心脏病、心血管梅毒。入院后完善 CAG 排除了冠心病及心血管梅毒。患者存在高血压病史，血压水平为 1 级高血压，长期药物控制血压达标，入院后监测血压正常，故不支持高血压性心脏结构改变引发胸痛。患者门诊超声心动图发现了左心室流出道流速增快及二尖瓣运动异常，未能明确诊断，考虑与诊疗医生经验不足有关。入院后复查超声心动图时进行运动激发试验，左心室流出道在运动激发下存在梗阻，明确了诊断。

心血管梅毒最显著的心血管并发症是梅毒性主动脉炎，会导致主动脉瘤形成，少数患者会出现主动脉瓣关闭不全和冠状动脉口狭窄。梅毒与心肌病之间的关系尚无文献报道，近期有个案报告梅毒螺旋体引发脓毒性心肌病。

肥厚型心肌病：根据超声心动图检查时测定的左心室流出道与主动脉峰值压力阶差（left ventricular outflow tract gradient，LVOTG），可将肥厚型心肌病患者分为梗阻性、非梗阻性及隐匿梗阻性 3 种类型。安静时 LVOTG ≥ 30 mmHg（1 mmHg=0.133 kPa）为梗阻性；安静时 LVOTG 正常，负荷运动时 LVOTG ≥ 30 mmHg 为隐匿梗阻性；安静或负荷时 LVOTG 均 < 30 mmHg 为非梗阻性。本例患者室间隔增厚情况还需与 S 室间隔相鉴别：S 室间隔为室间隔与主动脉连续形成了反 "S" 状，且左心室长轴与主动脉之间所形成的角度变小，表现为 S 室间隔，其形成是室间隔的衰老表现，主要为形态学改变，

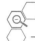
也可引发左心室流出道梗阻。肥厚型心肌病以心肌细胞增大为主要特征，导致心肌肥大，心室腔变小，从而加快心脏衰老的进程，而 S 室间隔是心脏衰老后室间隔的形态学改变。本例患者超声影像上略有 S 室间隔形态学上的表现，但室壁厚度明显增厚，更倾向于肥厚型心肌病诊断。肥厚性型心肌病是最为常见的单基因遗传性心血管疾病，因此我们建议患者及其直系亲属行基因检测、MRI 等相关检查进一步明确诊断。心肌病的诊断往往需要多种检查手段排除和（或）明确，如心脏核酸、心内膜下心肌活检、基因检测等，特别是基因诊断，其在心肌病的诊断、危险评估、预防及选择性生育方面的作用日益重要，因此对于疑似心肌病患者均应建议行基因检测。

🩺 吴其明、宋毓青教授病例点评

诊断方面：本例患者入院前超声检查提示左心室流出道流速增快及二尖瓣运动异常，但未能明确诊断，复查时进行运动试验激发出室间隔梗阻的存在，提示超声医师在发现问题时需要进一步分析原因，明确诊断。

药物治疗方面：对于静息时或刺激后出现左心室流出道梗阻的肥厚型心肌病患者，推荐一线治疗方案为无血管扩张作用的 β 受体阻滞剂，并逐渐增加到最大耐受量，以改善症状（Ⅰ 类推荐，B 级证据）。对于 β 受体阻滞剂和维拉帕米不耐受或有禁忌证的有症状左心室流出道梗阻患者，考虑给予地尔硫䓬以改善症状（Ⅱa 类推荐，C 级证据）。本例患者在治疗上无明确的 β 受体阻滞剂禁忌证，未选择其作为首选治疗，略有欠缺，在随后的门诊随访中给予更换是适宜的。本例患者为隐匿性梗阻性心肌病，长期口服厄贝沙坦，故

笔记

入院后未更换降压药，从心功能维持上有益，但可能减少 β 受体阻滞剂和维拉帕米药物剂量空间，考虑停用厄贝沙坦加大美托洛尔用量似乎更为合宜。

【参考文献】

1. GUO S，GUO Q. Syphilis-associated septic cardiomyopathy：case report and review of the literature. BMC Infec Dis，2021，21（1）：33.

2. 中华医学会心血管病学分会中国成人肥厚型心肌病诊断与治疗指南编写组，中华心血管病杂志编辑委员会 . 中国成人肥厚型心肌病诊断与治疗指南 . 中华心血管病杂志，2017，45（12）：1015-1032.

3. 石蕴琦，付强，侯爱杰，等 . S 状室间隔与肥厚型心肌病 . 中国循环杂志，2013，28（6）：467-468.

4. SHERRID M V，SHETTY A，WINSON G，et al. Treatment of obstructive hypertrophic cardiomyopathy symptoms and gradient resistant to first-line therapy with beta-blockade or verapamil. Circ Heart Fail，2013，6（4）：694-702.

5. SHERRID M V，BARAC I，MCKENNA W J，et al. Multicenter study of the efficacy and safety of disopyramide in obstructive hypertrophic cardiomyopathy. J Am Coll Cardiol，2005，45（8）：1251-1258.

6. TOSHIMA H，KOGA Y，NAGATA H，et al. Comparable effects of oral diltiazem and verapamil in the treatment of hypertrophic cardiomyopathy. Double-blind crossover study. Jpn Heart J，1986，27（5）：701-715.

（付 丽　整理）

病例 26
布鲁菌感染性心内膜炎瓣膜置换术后瓣周漏

病历摘要

【基本信息】

患者男性，52岁，主因"反复发热8月余，胸痛1月余"急诊入院。

现病史：患者8月余前无明显诱因出现发热，体温最高至39.3 ℃，伴咳嗽、盗汗，无咳痰、心慌、胸闷，伴左侧腰腿过电样疼痛，就诊于当地诊所，给予退热药、阿莫西林、头孢类抗生素治疗后，体温降至正常，后再次发热。就诊于当地医院，查超声心动图可见主动脉瓣瓣膜赘生物，诊断为感染性心内膜炎；腰椎CT平扫未见异常，给予头孢曲松、头孢哌酮舒巴坦等抗感染治疗6周后，行主动脉机械瓣膜置换术，术后口服华法林、地高辛、氢氯噻嗪、螺内酯等药物。自诉住院期间体温可降至正常，术后 2 周（2015 年 4 月底）再次发热，最高体温至 38.5 ℃，伴畏寒、咳嗽、盗汗，口服退热药物，2 周后体温降至正常，后未再发热。1 月余前无明显诱因出现胸痛，伴左肩及后背放射样疼痛、牙痛，疼痛持续约 2 小时，再次就诊于当地医院，给予硝酸甘油舌下含服，疼痛改善不明显，行心脏超声检查提示主动脉瓣机械瓣瓣周漏，建议患者再次行手术修复治疗，患者家属拒绝并出院。后于 2015 年 8 月 22 日转入北京某医院就诊，行超声心动图检查提示主动脉瓣人工机械瓣膜置换术后、感染性心内膜炎、主动脉瓣环赘生物形成并巨大瓣周漏、左心扩大、二尖瓣反流（重度）、三尖瓣反流（轻度）、肺动脉高压（重度）、肺动脉主干及左右分支扩张。血培养提示羊种布鲁菌。诊断为感染性心内膜炎、布鲁菌病、主动脉瓣置换术后瓣周漏、心功能Ⅲ级（NYHA 分级），给予头孢噻肟钠舒巴坦钠抗感染治疗，并建议转入传染病专科医院治疗。患者遂就诊于我院，门诊以"感染性心内膜炎、布鲁菌病"收入院。

既往史：否认高血压、冠心病、糖尿病病史；否认其他传染病病史；否认食物、药物过敏史；否认外伤史。

个人史：患者生活于新疆地区，无类似患者接触史，经常因旅游接触牛羊等，否认接触疑似或确诊动物、污染动物制品及培养物，否认摄入受污染的乳制品等。

【体格检查】

体温 36.6 ℃，脉搏 100 次 / 分，呼吸 20 次 / 分，血压 126/59 mmHg。神志清楚，查体合作，全身未见皮肤瘀点、指和趾甲下线状出血、Roth 斑、Osler 结节、Janeway 损害等，全身浅表淋巴结未触及。口唇无苍白、发绀，颈软无抵抗。双肺呼吸音粗，未闻及干湿啰音及胸膜摩擦音。心界向左扩大，心律齐，主动脉区可闻及机械瓣回声及舒张期杂音。腹部平坦，全腹无压痛及反跳痛，腹部未触及包块，肝、脾、胆囊未触及。双下肢无水肿。

【辅助检查】

血常规：WBC 13.33×10^9/L，NE% 82.5%，LY% 11.0%，RBC 4.23×10^{12}/L，HGB 108.0 g/L，PLT 222.0×10^9/L。

CRP：31.80 mg/L。

肝功能、肾功能、电解质：TBIL 27.2 μmol/L，DBIL 13.0 μmol/L，ALT 24.2 U/L，AST 31.9 U/L。Na^+ 139.0 mmol/L，K^+ 3.5 mmol/L，Cl^- 99.2 mmol/L，TCO_2 29.2 mmol/L，GLU 6.78 mmol/L，eGFR 71 mL/（min · 1.73 m^2），CREA 109.8 μmol/L。

凝血功能：PT 12.7 s，PT% 81.0%，INR 1.15。

血培养（外院）：羊种布鲁菌。

布鲁氏菌病凝集试验：阳性。

特种蛋白：IgG 7.49 g/L，IgA 0.96 g/L，IgM 0.88 g/L，C3 0.98 g/L，C4 0.31 g/L，CER 0.52 g/L，RF ＜ 20 IU/mL，ASO ＜ 25 IU/mL。

肿瘤系列：AFP 0.8 ng/mL，CEA 1.7 ng/mL，CA19-9 2.9 U/mL。

结核抗体：阴性。

感染筛查：乙肝五项：AntiHBs 379.21 mIU/mL，余指标正常；AntiHCV 0.18 S/CO。梅毒 TRUST 阴性，TPPA 阴性；AntiHIV 阴性。

胸部 X 线片：心脏术后，心影大，肺淤血。

超声心动图检查（外院）：主动脉瓣位人工机械瓣膜置换术后，感染性心内膜炎，主动脉瓣环赘生物形成并巨大瓣周漏，左心扩大，二尖瓣反流（重度），三尖瓣反流（轻度），肺动脉高压（重度），肺动脉主干及左右分支扩张。

笔记

胸部 CT：①右肺炎症，以右下叶为著；②双侧胸腔积液；③纵隔淋巴结肿大。

【诊断】

布鲁菌病，感染性心内膜炎，主动脉瓣置换术后，瓣周漏，二尖瓣关闭不全，三尖瓣关闭不全，肺动脉高压，心功能Ⅲ级（NYHA 分级）。

【诊疗经过】

患者生活于新疆地区，经常因旅游接触牛羊等，长期反复发热，心脏超声示瓣膜赘生物，血培养提示羊种布鲁菌，布鲁菌感染性心内膜炎诊断明确。超声提示主动脉瓣置换术后瓣周漏、二尖瓣关闭不全、三尖瓣关闭不全、肺动脉高压。入院后继续给予华法林抗凝，维持 INR 在 2～3；给予地高辛、托拉塞米、螺内酯抗心力衰竭治疗，头孢噻肟钠舒巴坦钠、左氧氟沙星、利福平胶囊、多西环素联合治疗布鲁菌病，还原型谷胱甘肽、水飞蓟宾胶囊保肝，以及纠正贫血、保护肾功能、对症支持等治疗。治疗期间患者转氨酶升高，停用利福平，因肺部感染，给予亚胺培南西司他丁抗感染治疗，后肺部感染好转，炎症指标明显下降，降级为头孢噻肟钠舒巴坦钠继续抗感染治疗。监测便涂片见菌丝及可疑酵母菌，考虑肠道真菌感染，给予制霉菌素抗真菌，后因患者不耐受改为氟康唑口服 1 周余好转停用。持续肾功能异常，有加重趋势，后停用左氧氟沙星。复查胸部 CT 示右肺炎症，右侧胸腔积液对比 2 周前胸部 CT 明显吸收，病情好转，联系外院尽快进行心脏手术。抗布鲁菌病治疗方案为多西环素 0.1 g 口服 1 日 2 次联合头孢噻肟钠舒巴坦钠 2.25 g 静脉滴注每隔 8 小时 1 次，建议目前延续此方案，待心脏手术稳定后再评估，必要时调整。

【随访】

给予联合抗感染治疗 50 余天，体温正常 1 个月后再次行主动脉瓣置换术。

术后维持利福平＋多西环素治疗，布鲁菌病抗菌疗程满 1 年后停药。

病例分析

患者为青年男性，生活在新疆城市非牧地区，旅游中可能接触过牛羊。我国布鲁菌病今年有上升趋势，波及范围不断扩大，发病从牧区转向非牧区，从农村转向城市。本例患者生活在城市，并无畜牧业养殖历史，提示对于来自布鲁菌病疫情高发地区的患者要详细询问流行病学史，以便为诊断提供线索。

患者早期发热，查超声心动图可见主动脉瓣瓣膜赘生物，诊断为感染性心内膜炎。因未明确病原菌，未进行针对性抗感染治疗，随病情进展，瓣膜置换术后 3 个月出现人工瓣膜感染合并巨大瓣周漏。复查血培养均为布鲁菌阳性，布鲁氏菌病凝集试验均为阳性。针对性抗感染治疗后再次行主动脉瓣置换术，病理检查显示受累瓣膜主要为肉芽肿性炎症病变。布鲁菌引起的心内膜炎较其他细菌性心内膜炎更容易形成脓肿，因此合并瓣膜置换术后瓣周漏等并发症的患者应延长抗感染时间。本例患者采用多西环素加利福平维持治疗 1 年，未再发生心脏事件。

吴其明、宋毓青教授病例点评

布鲁菌属于兼性胞内寄生的革兰氏阴性球杆菌，生长缓慢，常规培养皿中无法生长，因此血培养特异性较低，属于培养阴性感染性心内膜炎的少见病原体。布鲁氏菌病凝集试验是诊断该病的特异性血清学检查。本例患者早期发热，血培养未见布鲁菌感染。随病情进展复查血培养均为布鲁菌阳性。布鲁氏菌病凝集试验检查可为疾病诊断提供线索。

对于有长期发热、心脏杂音、栓塞、多系统损害等表现的患者，需要考虑到心内膜炎的可能。对于来自布鲁菌病疫情高发地区的患者，要详细询问流行病学史，以便为诊断提供线索。尽早完善超声心动图及布鲁氏菌病凝集试验及血培养等病原学检查，确诊后尽早启动多药联合抗菌药物。如果患者合并瓣膜毁损严重及心功能不全，感染控制后应尽早行瓣膜置换术治疗，术后应长期随访。根据患者病情个体化维持抗菌药物疗程，合并瓣膜置换术后瓣周漏等并发症的患者应延长抗感染时间。针对这一布鲁菌病误诊病例，强调流行病学、病原学及免疫学检测，强调早期、联合、足量、足疗程用药治疗原则，必要时延长疗程，以防止复发及慢性化。

【参考文献】

1. LAI S，ZHOU H，XIONG W，et al. Changing epidemiology of human brucellosis：china，1955-2014. Emerg Infect Dis，2017，23（2）：184-194.

2. 李新立，黄峻，杨杰孚 . 学习和遵循共识做好感染性心内膜炎的综合防治 . 中华心血管病杂志，2014，42（10）：804-805.

3. 张素娟，陈志海，崔仲奇，等 . 布鲁菌感染性心内膜炎外科治疗的临床分析 . 心肺血管病杂志，2019，38（8）：855-860.

（张素娟　整理）

病例 27
布鲁菌感染性心内膜炎内外科
联合治疗

病历摘要

【基本信息】

患者男性，52岁，主因"发热、咳嗽、喘憋4天"急诊入院。

现病史：患者4天前无明显诱因出现发热、咳嗽、咳少量白色痰、喘憋，体温最高38.5 ℃，伴恶寒、肩痛、腰痛、头痛、出汗，伴双下肢水肿，到当地医院就诊，胸部X线片提示"右侧肺炎，少量胸腔积液"，输液治疗无好转，因既往患"布鲁菌病"，建议其到我院急诊就诊。急诊考虑肺部感染，给予"头孢米诺钠、痰热清"后为进一步诊治收入院。

既往史：1年前患"布鲁菌病"，服用多西环素及利福平、利福喷丁治疗，曾中途自行停药。高血压病史9年，血压最高180/100 mmHg，服用硝苯地平片 10 mg、每日 2 次治疗。否认冠心病、糖尿病病史，否认其他传染病病史。

个人史：长期饲养羊。

【体格检查】

体温 38.7 ℃，脉搏 96 次 / 分，呼吸 22 次 / 分，血压 120/60 mmHg。神志清楚，急性病容，各淋巴结触诊区未触及明显的肿大淋巴结。双肺呼吸音清，左肺可闻及少量哮鸣音。心界向左扩大，心率 96 次 / 分，心律齐，主动脉瓣第一听诊区可闻及舒张期 4/6 级叹气样杂音，余瓣膜听诊区未闻及病理性杂音。腹部平坦，全腹无压痛及反跳痛，肝、脾、胆囊未触及。双下肢轻度水肿。

【辅助检查】

血常规：WBC 8.39×10^9/L，NE% 72.81%，HGB 114 g/L，PLT 116×10^9/L。

CRP：55.71 mg/L。

BNP：1099.00 pg/mL。

PCT：0.31 ng/mL。

血气分析：pH 7.477，PCO_2 4.19 kPa，PO_2 7.11 kPa。

血培养：布鲁菌。

外院腹部彩超：胆囊增厚，脾内回声不均匀，腹腔积液（少量液性暗区，深 2 cm）。

胸部 CT：双下肺实变，双侧胸腔积液。

腹部 CT：脾大，脾脏低密度影，考虑为脾梗死。

超声心动图：主动脉瓣（右冠状动脉瓣）脱垂、大量反流；瓣尖强回声，考虑钙化？赘生物？主动脉瓣钙化，流速加快；二尖瓣大量反流、流速加快，左心增大，心包积液（少量），左心室舒张功能减低。

【诊断】

布鲁菌病，布鲁菌感染性心内膜炎，心功能不全，主动脉瓣脱垂，主动脉瓣关闭不全（重度），脾梗死，高血压。

【诊疗经过】

患者为养羊农户，与羊有长期接触史，1年前因反复发热，在当地诊断为"布鲁菌病"，未坚持服药。此次表现为发热、咳嗽、喘憋4天，查体示主动脉瓣听诊区可闻及舒张期4/6级叹气样杂音，BNP 1099.00 pg/mL，血培养回报布鲁菌；超声心动图示主动脉瓣（右冠状动脉瓣）脱垂、大量反流，瓣尖强回声，考虑钙化? 赘生物? 综合上述，布鲁菌感染性心内膜炎、心功能不全、主动脉瓣脱垂、主动脉瓣关闭不全（重度）诊断明确。根据既往病史，高血压诊断明确。入院后给予多西环素100 mg每12小时1次＋利福平600 mg每日1次＋莫西沙星400 mg每日1次联合抗感染治疗，并给予呋塞米、螺内酯利尿，减轻心脏负荷，以及吸氧等对症支持治疗。经治疗发热、咳嗽、喘憋好转出院。

【随访】

患者发病1年后反复因发热、心力衰竭4次住院，先后给予三联及四联抗菌治疗14个月。感染控制后行主动脉瓣置换术及二、三尖瓣成形术。

病例分析

患者为中年男性，表现为发热、咳嗽、喘憋4天。既往长期饲养羊，1年前诊断为"布鲁菌病"，服用多西环素及利福平、利福喷丁治疗，后中断治疗。结合超声提示主动脉瓣脱垂伴可疑赘生物、

笔记

脾梗死及血培养回报布鲁菌等，诊断为布鲁菌感染性心内膜炎。

本例患者合并胸闷、水肿、憋气等心功能不全表现，提示对于发热合并心功能不全表现的患者，应警惕感染性心内膜炎。布鲁菌病是由布鲁菌属引起的人畜共患病，仍然是目前最普遍的动物源性传染病之一。这提示对于来自布鲁菌病疫情高发地区、与家畜或畜产品等有密切接触史的患者要详细询问流行病学史，以便为诊断提供线索。布鲁菌感染性心内膜炎属少见疾病，早期诊断困难导致其对心脏瓣膜的毁损严重，因此病死率高。

布鲁菌感染性心内膜炎最常见侵袭主动脉瓣，导致瓣膜赘生物形成并引起瓣膜毁损和主动脉瓣关闭不全。Cascio 等系统回顾了46 例布鲁菌感染性主动脉受累的流行病学和临床特征，其中 18 例累及升主动脉（其中 16 例为布鲁菌感染性心内膜炎），通过详细的病史询问、尽早诊断及主动脉成像技术的帮助将有助于更好地提供诊疗方案。病变主要发生在主动脉瓣的原因尚不明确，布鲁菌是否对主动脉瓣有更强的侵袭性需要进一步研究证实。

本例患者病程迁延与未坚持足疗程治疗有关，给予长程（14 个月）多联抗菌治疗后行主动脉瓣置换术及二、三尖瓣成形术，挽救了患者生命。

吴其明、宋毓青教授病例点评

研究表明，抗菌药物联合换瓣手术治疗可明显降低布鲁菌感染性心内膜炎的病死率。关于布鲁菌感染性心内膜炎患者的最佳手术时机仍无明确定论，国内外专家共识及指南建议活跃期（即在抗生素治疗期间）的患者如伴有心力衰竭、感染无法控制及栓塞事件，

203

要考虑外科手术。

　　布鲁菌病诊疗指南（试行）中治疗原则为早期、联合、足量、足疗程用药。合并心内膜炎的患者应在多西环素、利福平的基础上加用氟喹诺酮类和（或）三代头孢菌素，必要时延长疗程，以防止复发及慢性化。瓣膜置换术后应长期随访，根据患者病情个体化维持抗菌药物疗程。本例患者的治疗经过提示联合抗菌治疗及长疗程治疗（大于 6 个月）的重要性，中断治疗或未充分抗感染治疗会导致感染未控制或复发，加重心力衰竭，严重时甚至危及生命。

【参考文献】

1. CASCIO A，DE CARIDI G，LENTINI S，et al. Involvement of the aorta in brucellosis：the forgotten，life-threatening complication. A systematic review. Vector Borne And Zoonotic Dis，2012，12（10）：827-840.

2. 中华人民共和国卫生部.布鲁氏菌病诊疗指南（试行）.传染病信息，2012，25（6）：323-324.

（张素娟　整理）

笔记

病例 28
布鲁菌感染合并持续性
心房颤动

病历摘要

【基本信息】

患者女性，63岁，主因"间断心悸1年余"入院。

现病史：1年余前患者多于活动时出现心悸、乏力表现，偶伴胸痛，症状非突发突止，无头晕、大汗，无恶心、呕吐、反酸、烧心，无咳嗽、咳痰、呼吸困难等表现，每天发作3～5次，休息数分钟后缓解。外院诊断为心房颤动、心功能不全，给予美托洛尔治疗，症状部分缓解。1年前因布鲁菌感染就诊于我院，住院治疗期间心电图提示心房颤动，症状同前。20天前为进一步诊治入院。

既往史：2型糖尿病1年，应用胰岛素降糖，未监测血糖。家中长期饲养羊，曾接触新出生羔羊，布鲁菌病1年，服用多西环素、

205

利福平抗感染治疗，2 个月前停药。高血压 1 年，未诊疗。

个人史：生于北京，农民，家中长期饲养羊。否认吸烟史，否认饮酒史。否认家族中有类似疾病患者。

【体格检查】

体温 36.5 ℃，脉搏 82 次 / 分，呼吸 18 次 / 分，血压 132/83 mmHg。神志清楚，毛发分布正常，施特尔瓦格征、若弗鲁瓦征、冯·格雷费征阴性。双侧甲状腺未扪及肿大，未闻及杂音。双肺呼吸音清，未闻及干湿啰音及胸膜摩擦音。心尖搏动未见异常，心界不大，心率 91 次 / 分，心律不齐，各瓣膜听诊区未闻及病理性杂音，未探及异常周围血管征。腹部平坦，肝、脾肋下未触及。双下肢无水肿。

【辅助检查】

血常规：WBC 3.24×10^9/L，NE 1.67×10^9/L，HGB 152.00 g/L，PLT 94.00×10^9/L。

电解质 + 血糖：GLU 6.53 mmol/L，K^+ 3.80 mmol/L，Na^+ 145.1 mmol/L。

心肌损伤标志物：MYO 28.30 ng/mL，hsTnI 0.030 ng/mL，CK-MB 0.90 ng/mL。

BNP：83.40 pg/mL。

糖化血红蛋白：6.3%。

凝血组合：PT 11.70 s，PTA 90.00%，APTT 32.80 s，Fb 254.00 mg/dL，PT 比值 1.08，INR 1.08，FDP 0.60 μg/mL，D- 二聚体 0.24 mg/L，TT 16.6 s。

肝功能：ALT 16.2 U/L，AST 18.8 U/L，TBIL 13.8 μmol/L，DBIL 6.1 μmol/L，CK 33.0 U/L，CK-MB 17.3 U/L，TCHO 2.84 mmol/L，TG 0.62 mmol/L，HDL-C 0.97 mmol/L，LDL-C 1.77 mmol/L，ApoA1 1.16 g/L，ApoB 0.50 g/L。

CRP：2.9 mg/L。

甲状腺功能：T3 2.83 ng/mL，T4 19.81 μg/dL，TSH 0 μIU/mL，FT3 7.95 pg/mL，FT4 2.08 ng/dL，AntiTg 780.27 IU/mL，AntiTPO ＞ 1000.00 IU/mL，Anti TSHR 28.95 IU/L。

腹部超声：肝弥漫性病变。

颈动脉、椎动脉、锁骨下动脉超声：双侧颈动脉粥样硬化伴多发斑块形成，右椎动脉内径纤细，右侧锁骨下动脉起始处斑块形成。

超声心动图：双房右心室大（LA 40 mm × 62 mm × 60 mm），二尖瓣反流（中度），三尖瓣反流（重度），主动脉瓣反流（轻度），EF 63%。

甲状腺功能：甲状腺左叶混合回声结节，TI-RADS 3 级。

动态血压监测：全天平均血压增高 [（135 ～ 159）/（85 ～ 99）mmHg]，白昼平均血压增高（≥ 135/85 mmHg），夜间平均血压升高（≥ 120/70 mmHg），血压负荷增加，血压昼夜节律为浅勺型（0 ～ 10%）。

动态心电图：平均心率 100 次 / 分，最慢心率 56 次 / 分，最快心率 208 次 / 分，诊断为心房颤动、部分伴室内差异性传导。

【诊断】

持续性心房颤动；甲状腺功能亢进，甲状腺结节；冠状动脉粥样硬化；高血压 3 级（很高危）；2 型糖尿病；布鲁菌病；药物性肝损伤。

【诊疗经过】

入院后行心电图提示心房颤动（图 28-1），实验室检查提示甲状腺功能亢进，给予甲巯咪唑控制甲状腺功能亢进，同时给予瑞舒伐他汀降脂、达格列净降糖等治疗。患者为老年女性，有高血压、2 型糖尿病，既往曾有胸痛症状，为明确病因行冠状动脉造影（CAG），

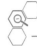

提示左主干（LM）未见明显狭窄、左前降支（LAD）近段内膜不光滑、左回旋支（LCX）未见明显狭窄、右冠状动脉（RCA）中段内膜不光滑（图 28-2），排除冠心病。患者 CHAD$_2$S$_2$-VASc 评分为 4 分（高血压、年龄、糖尿病、女性），有抗凝指征，加用达比加群 110 mg bid 抗凝。建议甲状腺功能亢进控制稳定后，评估心率、心律情况，考虑行射频消融术治疗。患者病情好转出院。

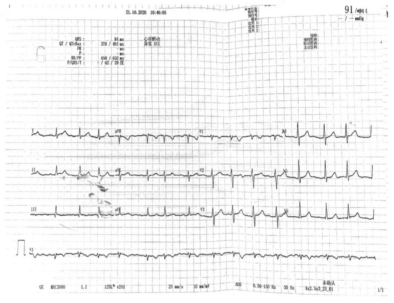

图 28-1 患者入院心电图

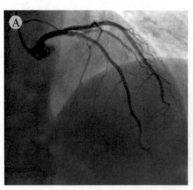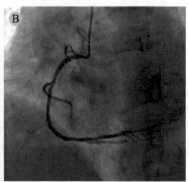

A. 左冠状动脉；B. 右冠状动脉。

图 28-2 冠状动脉造影

【随访】

失访。

病例分析

心房颤动是目前最常见的心律失常之一，发生率为 0.7%。随着年龄的增加，心房颤动的发生率逐年增加。心房颤动的危险因素包括年龄、性别、基础心脏疾病或相关疾病如慢性心力衰竭、瓣膜病、糖尿病、高血压、心肌梗死、甲状腺功能亢进。本例患者实验室检查提示甲状腺功能亢进，CAG 仅见动脉内膜不光滑，高血压仅 1 年，目前血压在正常范围，故甲状腺功能亢进引起心房颤动的可能性大。

心房颤动治疗包括病因治疗、窦性心律的维持、心房颤动心室率的控制及并发症的预防。处理心房颤动前需要明确的问题：①心房颤动的病因；②合并的基础病；③发作的频率，偶发或频发；④心房颤动发作时的心率，症状严重程度；⑤心功能状态。一些心房颤动有明确的病因，且随着病因的去除，心房颤动可以不再发作，针对这类患者，去除病因是首选治疗策略。如为新发的甲状腺功能亢进，20% 会合并心房颤动，通过早期控制甲状腺功能亢进，多数患者心房颤动可自愈。

目前尚无布鲁菌感染导致心房颤动的病例报道，现有的文献多为病例报道。布鲁菌感染后的心脏损害常见的报道包括感染性心内膜炎、心包炎、心包积液及主动脉炎等，有研究者描述了在未排除基础病条件下合并布鲁菌感染后常见的心电图异常，如结性心动过速、窦性心动过缓、窦性心律失常、左心室高压、ST 段异常、T 波异常、病理性 Q 波、束支传导阻滞、房室传导阻滞、QT 间期延长等。

吴其明、宋毓青教授病例点评

本例患者为老年女性，入院发现甲状腺功能亢进，考虑心房颤动的直接原因为甲状腺功能亢进。患者同时合并高血压、2 型糖尿病，这在心房颤动的进展中亦有作用。故对此类患者，在控制甲状腺功能亢进的同时，强化降压、控制血糖治疗也至关重要。针对合并甲状腺功能亢进的心房颤动，采用心室率的控制策略同时给予抗凝治疗是一个合理的选择。

【参考文献】

1. 黄从新，张澍，黄德嘉，等.心房颤动：目前的认识和治疗建议（2018）.中华心律失常学杂志，2018，22（4）：279-346.

2. 《中华传染病杂志》编辑委员会.布鲁菌病诊疗专家共识.中华传染病杂志，2017，35（12）：705-710.

3. 国家药典委员会.中华人民共和国药典：2005 年版.北京：化学工业出版社，2005.

4. 中华医学会心电生理和起搏分会，中国医师协会心律学专业委员会，中国房颤中心联盟心房颤动防治专家工作委员会.心房颤动：目前的认识和治疗建议（2021）.中华心律失常学杂志，2022，26（1）：15-88.

5. KACZMAREK K，WOJNICZ R，PTASZYŃSKI P，et al. Systemic brucellosis with arrhythmogenic cardiac inflammatory pseudotumor. Am J Case Rep，2022，23：e935259.

6. ÇETIN M，TURFAN N，KARAMAN K，et al. The pattern of tpeak-tend interval and qtdis，and pdis in children with brucellosis. J Trop Pediatr，2019，65（5）：474-480.

7. LU L H，SONG Y Q，WU Q M，et al. Analysis of electrocardiogram among 108 patients with brucella. Int J Gen Med，2021，14：5251-5254.

（苏云娟　整理）

病例 29
肺部感染合并心力衰竭的综合治疗

📋 **病历摘要**

【基本信息】

患者女性，71岁，主因"间断喘憋4年，加重1天"入院。

现病史：患者4年前出现重体力活动时喘憋，休息约20分钟可缓解，伴有夜间阵发性呼吸困难，无胸痛、大汗等不适，症状间断发作，未就诊行相关检查及治疗。4年来活动耐量逐渐下降，6个月前平地步行10余米即不能耐受，出现喘憋、胸闷、乏力，无明显胸痛，休息30～60分钟可缓解，夜间喘憋较前加重，不能平卧位休息，于我院住院治疗，诊断为慢性心力衰竭急性加重、房间隔缺损（Ⅱ孔中央型）、二尖瓣重度反流、慢性肾功能不全、贫血等，给予降压、利尿、抗感染、输血等对症支持治疗后症状缓解。

笔记

211

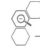

近 6 个月来患者间断活动后胸闷、喘憋，自行停用药物治疗。1 天前受凉后喘憋加重，伴夜间不能平卧，端坐呼吸，咳嗽、咳少量黄色黏痰，伴少尿、纳差、双下肢水肿，无发热。为进一步治疗就诊于我院急诊，急诊查血常规示 WBC 13.41×10^9/L，NE% 80.94%，HGB 91.00 g/L，BNP 1870 pg/mL，CRP 61.60 mg/L。考虑慢性心力衰竭急性加重、肺部感染，为进一步治疗收入心内科。

既往史：2 型糖尿病病史 30 年，口服阿卡波糖降糖治疗，血糖控制欠佳。高血压病史 10 年，目前口服氨氯地平、贝那普利、美托洛尔降压治疗。贫血病史 5 年余，HGB 最低 60.2 g/L，有输血史。发现慢性肾功能不全 6 个月，表现为肌酐升高、大量蛋白尿。

个人史：否认吸烟史及嗜酒史。

家族史：母亲因心肌梗死去世，母亲及姐姐患有高血压及糖尿病。

【体格检查】

体温 36.6 ℃，脉搏 106 次 / 分，呼吸 28 次 / 分，血压 149/76 mmHg，血氧饱和度 68%。一般状态差，贫血外观，急性病容，端坐卧位，周身大汗，结膜苍白，口唇发绀，双肺呼吸音粗，双肺可闻及大量湿啰音。心界向左侧扩大，心率 106 次 / 分，心律齐，P2 固定，分裂。腹部饱满，肝脾触诊不满意，双下肢重度可凹性水肿。

【辅助检查】

血常规：WBC 10.91×10^9/L，NE% 88.74%，HGB 68.20 g/L，HCT 21.42%，MCV 76.72 fL，PLT 344.00×10^9/L。

电解质、肾功能：K^+ 3.68 mmol/L，Ca^{2+} 2.05 mmol/L，CREA 131.30 μmol/L，BUN 11.7 mmol/L，eGFR 38.17 mL（min · 1.73 m^2），GLU 12.52 mmol/L。

糖化血红蛋白：7.90%。

24 小时尿蛋白定量：8.55 g。

肝功能：ALT 8.00 U/L，AST 13.20 U/L，ALB 31.30 g/L。

血脂：TCHO 3.82 mmol/L，TG 1.29 mmol/L，HDL-C 0.59 mmol/L，LDL-C 2.65 mmol/L。

BNP：1870 pg/mL。

甲状旁腺激素：79.90 pg/mL。

血气分析：pH 7.339，PCO_2 40 mmHg，PO_2 53.3 mmHg，SpO_2 82.1%，HCO_3^- 21 mmol/L，BE – 4.4 mmol/L。

感染指标：CRP 121.60 mg/L，PCT 0.39 ng/mL。

病原学检查：肺炎支原体抗体 1：40。甲型流感病毒核酸、乙型流感病毒核酸、EB 病毒核酸检测、巨细胞病毒抗体 IgM、新型冠状病毒核酸检测阴性。

心电图：窦性心动过速，心率 114 次 / 分，Ⅰ、aVL、V_4 ～ V_6 导联 ST 段压低 0.1 mV（图 29-1）。

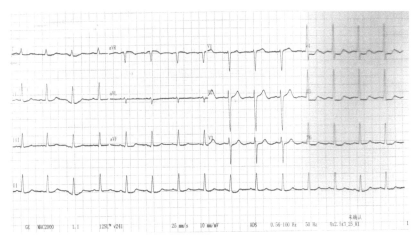

图 29-1　心电图

超声心动图：先天性心脏病，房间隔缺损（Ⅱ孔中央型），房间隔中部连续中断 8 mm，心房水平左向右分流，左心房内径 43 mm，左心室舒张末内径 51 mm，二尖瓣反流（中度），三尖瓣反流（轻度），EF 50%（图 29-2）。

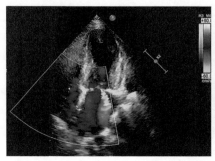
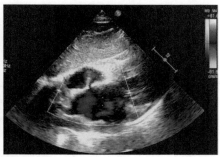

图 29-2　超声心动图

胸部 CT：双肺肺水肿，双肺炎性改变，双侧胸腔积液，心影增大（图 29-3）。

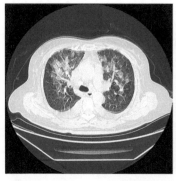
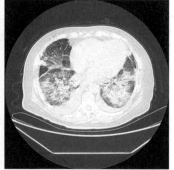

图 29-3　胸部 CT

【诊断】

慢性心力衰竭急性加重，缺血性心肌病，先天性心脏病不除外，房间隔缺损（Ⅱ孔中央型）、左向右分流，二尖瓣反流（中度），三尖瓣反流（轻度），心界向左侧扩大，窦性心动过速，心功能Ⅳ级（NYHA 分级）；肺部感染，Ⅰ型呼吸衰竭，代谢性酸中毒，双侧胸腔积液；高血压 3 级（很高危）；2 型糖尿病，糖尿病肾病，肾性贫血，小细胞低色素贫血（中度）；高脂血症；低蛋白血症；高凝状态；

甲状旁腺功能亢进，低钙血症。

【诊疗经过】

患者入院后血氧饱和度持续下降，伴意识淡漠，反应迟钝，血气分析提示 I 型呼吸衰竭，严重低氧血症持续不缓解，SpO_2 最低达 50%，立即给予无创呼吸机辅助通气，模式先为 ST，后调整为 CPAP，压力 10 cmH_2O，双通道给氧，氧流量分别为 10 L/min，SpO_2 可上升至 90% ～ 95%。入院第 2 天发热，体温最高达 38.2 ℃，给予莫西沙星联合头孢哌酮舒巴坦抗感染，氨溴索化痰，布地奈德、异丙托溴铵雾化平喘、解痉治疗。

给予托拉塞米、呋塞米、氢氯噻嗪、螺内酯利尿抗心力衰竭，贝那普利、卡维地洛降压、改善心肌重构治疗。患者低蛋白血症，ALB 最低为 29.1 g/L，给予补充白蛋白、增加胶体渗透压治疗。

患者 D- 二聚体最高可达 5.45 mg/L，给予低分子肝素抗凝、防止血栓形成。

给予瑞舒伐他汀降脂，蔗糖铁、叶酸、维生素 B_{12} 补充造血原料，促红素改善贫血，碳酸钙补钙，奥美拉唑抑酸、保护胃黏膜，二甲双胍联合甘精胰岛素降糖等对症支持治疗。

患者经治疗后症状好转，夜间可平卧位休息，不吸氧状态下 SpO_2 维持在 98% 以上，顺利脱机。复查提示炎症指标、贫血状态及肾功能较前好转，BNP 在正常范围内；超声心动图示房间隔中部连续中断 6 mm，左心房内径 40 mm，左心室舒张末内径 49 mm，二尖瓣反流（轻度），EF 55%。病情好转出院。

【随访】

出院后随访 1 年未再次发作心力衰竭。

出院后 2 周随访复查超声心动图：先天性心脏病，房间隔缺损

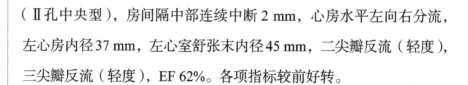

（Ⅱ孔中央型），房间隔中部连续中断 2 mm，心房水平左向右分流，左心房内径37 mm，左心室舒张末内径45 mm，二尖瓣反流（轻度），三尖瓣反流（轻度），EF 62%。各项指标较前好转。

病例分析

　　患者为老年女性，4 年来反复于活动后出现喘憋，伴有夜间阵发性呼吸困难，活动耐量逐渐下降，6 个月前平地步行 10 余米即出现喘憋。于我院治疗心力衰竭时超声心动图提示先天性心脏病、房间隔缺损，经改善心力衰竭药物治疗后好转。1 天前受凉后喘憋加重，考虑患者慢性心力衰竭急性加重，心功能Ⅳ级。对于心力衰竭的病因考虑：①冠状动脉粥样硬化性心脏病（CAD）。本例患者合并高龄、高血压、糖尿病、高脂血症、CAD 家族史等危险因素，临床表现为活动后喘憋，入院时心电图存在侧壁导联 ST 段压低，症状缓解后复查心电图提示侧壁导联 ST 段压低较前好转（图 29-4），考虑 CAD 所致心力衰竭可能性大。患者因肾功能不全、贫血等原因拒绝行冠状动脉造影检查及冠状动脉 CTA 检查来明确冠状动脉情况。②房间隔缺损。房间隔缺损是临床上常见的先天性心脏病之一，占先天性心脏病的 6%～10%，女性居多。早期因肺循环能容纳大量血液，所以绝大部分患者在此阶段没有症状，不易被发现，仅表现为易患呼吸道感染。随着长时间的左心房血液流到右心房，可引起持续性的肺血流量增加，导致右心容量负荷增加，造成肺动脉高压，形成右心衰竭，并出现疲劳和运动不耐受等临床表现。本例患者查体未见右心容量负荷过重表现，超声心动图肺动脉压力正常，不符合房间隔缺损所致心力衰竭的特点。

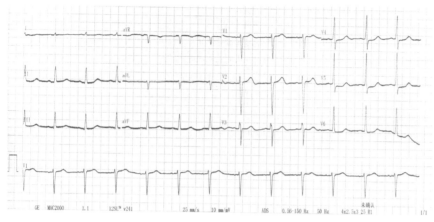

图 29-4 症状缓解后复查心电图

患者合并肺部感染、慢性肾功能不全、贫血、低蛋白血症等多种疾病，一般情况差。此次出现心力衰竭的诱因为肺部感染，结合患者 WBC 升高不明显、PCT < 0.5 ng/mL，考虑细菌感染可能性小；根据影像学特点不能排除肺炎支原体感染（支气管增厚、小叶中心结节、磨玻璃样片状阴影），应用三代头孢加酶抑制剂和呼吸喹诺酮类药物治疗有效。入院后顽固性低氧血症，考虑与患者贫血、低蛋白相关，而患者贫血及低蛋白血症又与营养状态差及慢性肾功能不全有关。患者慢性肾功能不全表现为 eGFR 下降及大量蛋白尿，考虑为糖尿病肾病可能性大。研究显示 eGFR 降低和蛋白尿均与心血管事件风险升高独立相关，全因死亡风险更高。重度贫血是左心室增大和心力衰竭发生及进展，以及心血管不良结局（包括死亡）的重要独立危险因素。因此积极纠正患者的贫血、降低蛋白尿对改善患者预后有重要的意义。研究显示使用红细胞生成刺激剂治疗重度贫血可改善左心室增大和心力衰竭的临床表现。在相关治疗上，本例患者给予贝那普利降低肾小球内压，促红素改善贫血，蔗糖铁、叶酸、维生素 B_{12} 补充造血原料等治疗。

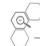
研究提示房间隔缺损缺损在 8 mm 以上者几乎不能自然闭合，近 25% 未治疗的房间隔缺损患者在 27 岁之前死亡，90% 的患者在 60 岁之前死亡。房间隔缺损修复手术应尽可能在 25 岁以前完成，在 25 岁之后进行手术，与年龄和性别匹配的对照人群相比，其存活率也可能降低；而在 40 岁之后手术的患者，手术可减少心力衰竭发作、延长寿命，但不能降低心房颤动的发生率及心房颤动带来的血栓栓塞风险。本例患者房间隔缺损考虑为 Ⅱ 孔中央型，活至老年，无右心舒张期负荷过重、无肺动脉高压表现，应继续严密检测，警惕心房颤动及栓塞风险。

吴其明、宋毓青教授病例点评

本例患者治疗的难点在于心力衰竭合并呼吸、肾脏等多器官功能障碍，疾病间相互影响，增加了治疗难度。慢性肾功能不全、长期贫血、血糖控制不佳、房间隔缺损等都是呼吸道感染的危险因素，肺部感染、贫血诱发心力衰竭。患者存在房间隔缺损，但超声不符合房间隔缺损导致心力衰竭的表现，暂未干预房间隔缺损。经纠正心力衰竭、抗感染、纠正贫血、维持内环境平衡等综合治疗效果显著，左心房、左心室较前减小，二尖瓣瓣膜反流较前减少，心功能改善。无论疾病多么复杂，合并多少基础病，关键在于找到疾病的根源。

【参考文献】

1. 国家卫生健康委员会国家结构性心脏病介入质量控制中心，国家心血管病中心结构性心脏病介入质量控制中心，中华医学会心血管病学分会先心病经皮介入治疗指南工作组，等 . 常见先天性心脏病经皮介入治疗指南（2021 版）. 中华医学杂志，2021，101（38）：3054-3076.

2. CKDP C，MATSUSHITA K，VAN D V M，et al. Association of estimated glomerular filtration rate and albuminuria with all-cause and cardiovascular mortality in general population cohorts：a collaborative meta-analysis，Lancet，2010，375：（9731）2073-2081.

3. ASTOR B C，ARNETT D K，BROWN A，et al. Association of kidney function and hemoglobin with left ventricular morphology among african americans：the atherosclerosis risk in communities study. Am J Kidney Dis，2004；43（5）：836-845.

4. 王建铭，王琦光，朱鲜阳 .《2020 年欧洲心脏病学会成人先天性心脏病管理指南》解读 . 中国介入心脏病学杂志，2020，28（9）：489-492.

5. STOUT K K，DANIELS C J，ABOULHOSN J A，et al. 2018 AHA/ACC guideline for the management of adults with congenital heart disease：executive summary：a report of the american college of cardiology/american heart association task force on clinical practice guidelines. Circulation，2019，139（14）：e637-e697.

（徐文晶　整理）

219

病例 30
暴发性心肌炎合并急性胆囊炎

病历摘要

【基本信息】

患者男性，24 岁，主因"胸痛伴发热 3 天，喘憋 10 小时"入院。

现病史：患者 3 天前着凉后出现胸痛，位于剑突下，性质呈隐痛，约拳头大小，症状持续，伴发热，体温最高 38 ℃，伴鼻塞、流涕、乏力，无头晕、头痛、黑蒙及意识障碍，无畏寒、寒战，无咳嗽、咳痰，无心悸、大汗、呼吸困难，无反酸、恶心、呕吐，无腹痛、腹泻。就诊于当地诊所，给予安乃近退热，其他用药不详。胸痛症状无明显缓解，体温间断可降至正常，峰值变化不详。患者 10 小时前无明显诱因出现喘憋，伴大汗、咳嗽、咳痰，不能平卧，无少尿、水肿。就诊于当地医院，心电图示窦性心动过速，心率 140 次 / 分，

Ⅰ、aVL、V_1 ～ V_5 导联 ST 段抬高 0.2 ～ 0.7 mV，Ⅱ、Ⅲ、aVF 导联 ST 段压低 0.1 ～ 0.2 mV（图 30-1），转入我院。复查心电图较前无动态变化，心梗三项示 MYO > 500 ng/mL、TnI 12.2 ng/mL、CK-MB 47.3 ng/mL，BNP 636 pg/mL，诊断"胸痛待查、急性冠状动脉综合征？急性心肌炎？急性左心衰竭"，给予静脉利尿治疗后，喘憋症状略有缓解，收入病房。

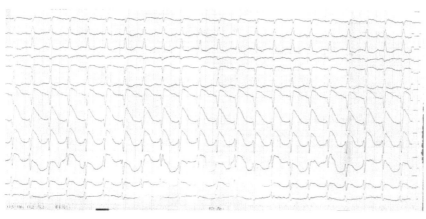

图 30-1　外院心电图

既往史：体健，否认高血压、冠心病、糖尿病病史，否认其他传染病病史。

个人史：否认吸烟史，偶有饮酒史，50 ～ 150 mL/d。未婚未育。否认心血管疾病家族遗传史。

【体格检查】

体温 37.2 ℃，脉搏 149 次 / 分，呼吸 24 次 / 分，血压 102/77 mmHg，指氧饱和度 89%，BMI 31.9 kg/m²。一般状态欠佳，体型肥胖，神志清楚，急性病容，端坐呼吸，口唇发绀，周身大汗，未见明显颈静脉怒张。双肺呼吸音粗，可闻及大量湿啰音，未闻及干啰音及胸膜摩擦音。心界向左侧扩大，心率 149 次 / 分，心律齐，各瓣膜听诊区

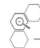

未闻及心脏杂音及心包摩擦音。腹部膨隆，腹软，无压痛、反跳痛、肌紧张。双下肢无水肿。

【辅助检查】

实验室检查结果见表 30-1 至表 30-4。

表 30-1 血常规、PCT

项目	入院日						
	急诊	第 2 天	第 3 天	第 4 天	第 6 天	第 8 天	第 11 天
WBC（10^9/L）	12.61	9.96	9.54	7.1	5.31	4.95	4.81
NE（%）	81.24	86.54	79.34	79.43	80.6	68.1	67.2
LY（%）	14.62	9.42	15.49	15.94	11.1	13.71	20.2
EO（%）	0.04	0.04	0.14	0.34	3.6	6.11	4.2
BA（%）	0.10	0	0.14	0.14	0.6	0.2	0
HGB（g/L）	175.1	152	152	132	133	141	139
PLT（10^9/L）	241	232	223	95	123	200	250
PCT（ng/mL）	0.25	0.94	0.52	8.3	4.28	—	0.14
CRP（mg/L）	94.4	189.6	161.7	120.6	53.7	—	3.9

表 30-2 肝功能、肾功能、电解质、血糖

项目	入院日						
	急诊	第 2 天	第 3 天	第 4 天	第 6 天	第 8 天	第 11 天
AST（U/L）	115.3	87.0	949.2	13 462.0	830.1	157.9	54.6
ALT（U/L）	77.0	56.7	787.0	5531.0	244.8	1108.5	393.1
TBIL（μmol/L）	20.4	20.8	43.7	49.5	36.0	15.4	11.2
DBIL（μmol/L）	6.8	7.3	17.8	22.9	19.9	8.4	5.8
TP（g/L）	75.3	65.8	68.5	61.8	56.8	61.0	67.3
ALB（g/L）	42.9	36.6	37.6	36.0	32.0	32.8	38.0
K⁺（mmol/L）	3.83	4.07	5.82	4.77	3.70	4.35	4.62
Na⁺（mmol/L）	138.1	136.2	136.0	133.2	138.5	138.0	140.2
BUN（mmol/L）	6.91	9.03	11.79	24.06	20.96	9.65	6.58
CREA（μmol/L）	93.9	90.7	129.6	330.6	285.1	172.6	124.9
UA（μmol/L）	617.0	696.0	823.0	1149.0	760.0	486.0	416.0
eGFR[mL/（min·1.73 m²）]	99.27	133.52	67.24	21.67	25.92	47.56	70.31
GLU（mmol/L）	8.9	10.75	7.21	7.04	6.21	7.58	5.7
乳酸（mmol/L）	2.8	—	3.9	1.4	—	—	—

笔记

表 30-3   心肌损伤标志物及 BNP

项目	入院日							
	急诊 （11：30）	第 1 天 （16：20）	第 2 天 （5：20）	第 3 天 （6：20）	第 4 天	第 6 天	第 8 天	第 11 天
TNI（ng/mL）	12.2	16.5	10.8	7.21	8.92	0.59	0.41	0.25
CK-MB（ng/mL）	47.3	76.2	37.9	20.3	20.7	6.0	2.3	2.0
BNP（pg/mL）	636	–	990	1180	1850	1500	735	284

表 30-4   凝血功能

项目	入院日						
	急诊	第 2 天	第 3 天	第 4 天	第 6 天	第 7 天	第 11 天
INR	1.2	1.35	1.47	1.96	1.94	1.67	1.21
D- 二聚体（mg/L）	0.15	1.12	1.48	33.27	89.5	28.19	1.26

其他检查结果

血气分析（第 1 天面罩吸氧，15 L/min）：pH 7.474，$PaCO_2$ 27.5 mmHg，PaO_2 58.5 mmHg，SpO_2 91.1%，HCO_3^- 20.2 mmol/L，BE −3.4 mmol/L；PaO_2/FiO_2 71.3。

甲状腺功能：T3 0.63 ng/mL，T4 6.39 μg/dL，TSH 1.67 μIU/mL，FT3 1.64 pg/mL，FT4 0.93 ng/dL。

血培养：无细菌生长，无真菌生长；便培养未检出沙门菌及志贺菌。

肺炎支原体抗体 1 ： 80；抗链球菌溶血素 "O" 232 IU/mL，甲型流感病毒抗原、乙型流感病毒抗原、柯萨奇抗体 IgM、巨细胞病毒抗体 IgM、EB 病毒抗体 IgM、弓形体抗体 IgM、抗风疹病毒抗体 IgM、甲肝抗体、戊肝抗体、乙肝相关抗原及抗体、丙肝抗体、梅毒抗体、艾滋病抗体、布鲁菌抗体、结核抗体、真菌 D- 葡聚糖、抗中性粒细胞胞浆抗体谱、自身免疫肝病抗体、ENA 谱均为阴性。免疫球蛋白 IgG、IgA、IgM，补体 C3、C4 及铜蓝蛋白、类风湿因子均在正常范围。

病情平稳后心电图（第8天）：窦性心律，电轴右偏，Ⅰ、aVL导联Q波，$V_1 \sim V_3$导联R波递增不良，Ⅰ、aVL、$V_2 \sim V_6$导联T波倒置（图30-2）。

床旁胸部X线片（第1天）：肺野心缘旁淡片状高密度影，炎症？心影增大（图30-3A）。次日复查：双肺野大片致密影，较前加重，心影增大（图30-3B）。

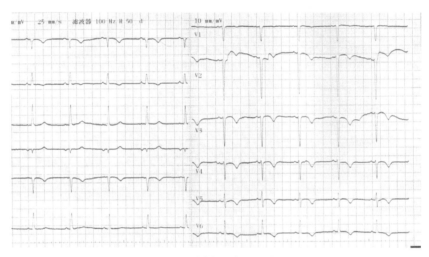

图30-2 病情平稳后心电图

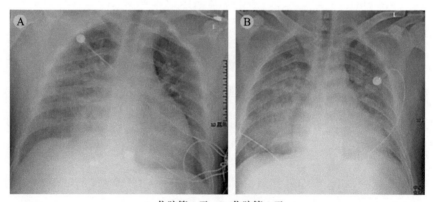

A.住院第1天；B.住院第2天。

图30-3 床旁胸片

超声心动图（第1天）：左心室增大，节段性室壁运动异常，左心功能减低，三尖瓣反流（轻度），左心室舒张末期内径（LVEDD）59 mm，EF 25%。第 9 天复查：二尖瓣反流（轻度），心包积液（少量），LVEDD 53 mm，LVEF 50%。

腹部超声（第 3 天）：脂肪肝（轻 - 中度），胆囊壁水肿，胆囊结石（最大 10 mm）。

下肢血管超声（第 7 天）：双下肢动脉未见明显异常，双下肢深静脉未见明确血栓形成。

【诊断】

暴发性心肌炎，急性左心衰竭，心源性休克，阵发性心房颤动，Ⅰ型呼吸衰竭；肺部感染不除外；急性胆囊炎，胆囊结石；急性肝损伤；急性肾损伤。

【诊疗经过】

患者为青年男性，肥胖，因胸痛、喘憋来诊，心电图示 ST 段抬高，不排除 ACS，入院当日行冠状动脉造影检查后排除。结合前驱感染史，心肌损伤标志物升高，心功能迅速恶化，诊断为暴发性心肌炎。入院时存在急性左心衰竭、Ⅰ型呼吸衰竭，肺部感染不除外，给予心电监护、ABP 实时监测血压，营养心肌、利尿、改善心脏功能等治疗。面罩吸氧 15 L/min，维持指氧饱和度 92% ～ 95%，给予头孢曲松钠 2.0 g、莫西沙星 0.4 g qd 抗感染治疗（共 12 天）。

入院第 3 天心电监护示房颤律，心室率波动在 79 ～ 100 次 / 分，自行转复。当日出现右上腹痛，伴恶心、大汗、四肢湿冷、口唇发绀，血压下降至 69/52 mmHg，心室率 81 ～ 100 次 / 分，监测体温最高 37.9 ℃，Murphy 征阳性，超声示胆囊结石、胆囊壁水肿，考虑急性胆囊炎发作。急查 PCT 显著升高、肝肾功能明显恶化、凝血功能差，初始 6.5 小时尿量 100 mL，经多巴胺、去甲肾上腺素升压

笔记

及大量补液、止痛、禁食、保肝等治疗，患者生命体征逐渐平稳，血压维持在 110/70 mmHg 左右，心率维持在 60 ～ 70 次 / 分，未吸氧状态下指氧饱和度为 95% ～ 99%，尿量恢复，发热、喘憋、腹痛等症状逐渐好转。复查超声心动图示心腔大小及左心室收缩功能大致正常。住院 13 天后出院。

【随访】

患者未再发作胸痛、胸闷、喘憋。出院后 2 周复查超声心动图，提示静息状态下心脏结构及血流未见明显异常，左心室舒张末期内径 52 mm，EF 67%。

病例分析

暴发性心肌炎是心肌炎的一种类型，临床较为少见，起病急，病情进展迅速，早期死亡率高，但度过危险期后，远期预后尚可。本例患者上呼吸道感染后突发胸痛伴急性心肌损伤表现（心电图示多导联 ST 段抬高、心肌损伤标志物升高），入院早期完善造影排除 ACS。结合前驱感染史，心功能迅速恶化，符合暴发性心肌炎诊断。本例患者否认自身免疫疾病、特殊用药史、过敏史，肺炎支原体抗体、抗链球菌溶血素 "O" 显著升高，虽然病毒病原学及血清免疫学结果阴性，但仍考虑病毒感染可能性大。暴发性心肌炎不仅只是心肌受损，病毒侵蚀、细胞因子释放、免疫反应还可导致全身多器官损伤，因此是一个以心肌受累为主要表现的全身性疾病。心脏损伤最为严重，并且可以引起血流动力学障碍、急性肺水肿、肝肾功能障碍，这在本例患者中均有体现。

本例患者住院期间出现右上腹痛，考虑胆囊结石合并急性胆囊炎，在病毒感染的基础上伴细菌感染。患者持续血压偏低，休克状态，化验提示 PCT 再度升高，TnI 及 BNP 也伴有轻度升高，给予抗心力衰竭、呼吸支持、抗感染、容量管理、营养心肌、应用血管活性药物以及其他对症处理。随着血流动力学稳定，感染得以控制，患者心、肝、肾功能短期内逐渐恢复。取得满意治疗效果。

🗒 吴其明、宋毓青教授病例点评

本例患者为暴发性心肌炎，入院早期通过胸痛中心模式快速鉴别排除冠心病。病因考虑为病毒感染。病程超过 3 天，过程中合并细菌感染，病程凶险。但度过急性危险期预后良好，后续心脏结构及功能恢复良好。

暴发性心肌炎的治疗原则包括早期诊断、心功能衰竭管理、有效的对症支持。对于血流动力学不稳定者，可早期应用主动脉内球囊反搏、体外膜肺氧合帮助改善心功能、度过急性危险期。

本例患者心肌炎过程中发作急性胆囊炎，经过积极抗感染、迅速扩容升压等综合治疗，症状改善明显，处置较为及时有效。

【参考文献】

1. ROBB D K, LESLIE T C, JAMES C F, et al. Recognition and initial management of fulminant myocarditis: ascientific statement from the american heart association. Circulation, 2020, 141（6）: e69-e92.

2. 中华医学会心血管病学分会精准医学学组，中华心血管病杂志编辑委员会，成人暴发性心肌炎工作组. 成人暴发性心肌炎诊断与治疗中国专家共识. 中华心血管病杂志，2017，45（9）: 742-752.

（徐文晶　整理）

笔记